MOLDEA TU CUERPO

Traducido Por

Mª Leticia Montiel-Oliver, DCH, CSC; CNLPT

First published by AuthorHouse 04/19/04

ISBN: 1-4140-4306-6 (Libro electronico)
ISBN: 1-4184-4216-X (pasta suave)
ISBN: 1-4184-4213-5 (pasta dura)

Este libro está impreso en papel libre de ácido.

INDICE

Créditos

Texto original en Inglés: ISBN 0-9639723-0-8

Nota del traductor

La traducción de este libro se ha hecho de la manera más literal posible, con la intención de mantener la integridad del estilo, ideas y conceptos del Dr. Keith D. Clark. Asimismo se han mantenido el glosario y referencias del texto original.

Respecto a los guiones terapéuticos, se han traducido aquellos incluidos originalmente en el texto y en el álbum de audio cassettes los cuales han sido producidos y utilizados por el Dr. Keith D. Clark en "The Body Contouring Programme"®. Los guiones adicionales incluidos al final son selecciones de los originales de Mª Leticia Montiel-Oliver, DCH; CSC; CNLPT basados en los guiónes del Dr. Clark y que forman parte del programa de audio (en formato de discos compactos) en Español producido por ella misma. Los derechos de publicación pertenecen a Sir John Productions © 2001

Reconocimientos

Ha habido muchos individuos que han sido directamente y/o indirectamente responsables de la efectividad de las técnicas contenidas en este libro. Me gustaría primero empezar agradeciendo a la Profesora Bárbara Bullard de la Universidad de Orange Coast por exponerme a la visualización en 1974. Ella continúa siendo una exquisita amiga, colega y mentora a través de los años. Al Dr. A. M. Krasner del Instituto Americano de Hipnoterapia (AIH) por la oportunidad de desarrollarme y crear este programa. Al Dr. Tad James como Instructor de Programación Neuro Lingüística (NLP), y el desarrollo de "Time Line Therapy" ® y su continuo estímulo y amistad a través de los años. A Jill Dianne por su visión especial del mundo y quién continuamente me permitió clarificar e identificar las técnicas que utilizo para que puedan enseñarse y entenderse más fácilmente. A Robert Smith por el estímulo y el buen humor y sus visiones de infinitas posibilidades. Al Tío George Naope por su continuo "Aloha". A todos los individuos anónimos a quienes he visto como clientes y he comprometido en conversación durante los años logrando ampliar la visión de lo que es un ser humano.

Dr. Keith D. Clark

Reconocimientos

Traducir un libro sin la experiencia y talento editorial, no es nada sencillo. Intentar mantener los conceptos del autor original es aún más difícil. Sobre todo cuando tales conceptos solo se han aprendido en un idioma ajeno y se desconocen, o jamás se han escuchado o utilizado tales en el idioma en el que se intenta traducir. Creo que todos fluctuamos entre encontrar fallas y aciertos en lo que otros hacen y es difícil controlar el impulso de intervenir, criticar o modificar. Este trabajo ha sido igualmente un desafío y un honor. Por un lado el estar consciente de que hay mucho que "pulir" en ésta traducción y el tratar -inútilmente- de opacar la voz de mi padre en mi cabeza siempre repitiendo: "Si Vas A Hacer Algo, Hazlo Bien, Si No Mejor Ni Pierdas El Tiempo". Gracias a ésa constante voz es que muchas veces puedo sentirme orgullosa de lo que hago y también criticarme incansablemente. Este es el trabajo y esfuerzo de Keith el cuál se me ha ofrecido con confianza y mucho aprecio. Este libro refleja una muy pequeña faceta del gran talento y capacidad que como terapista, Keith posee y del cual he sido afortunada de experimentar. Igualmente, gozo de la bendita fortuna de su incondicional amistad y apoyo y de apreciar y disfrutar constantemente, su gran calidad humana. Parte de mi invaluable fortuna incluye a mis amigos y familia. Gracias a muchos de ellos, éste libro está en tus manos. Al Dr. A.M. Krasner que me dio la oportunidad de tener una profesión. A mi hermana Gina que hizo lo posible por editar algo que parecía estar escrito en "Chino". A quienes creen en mí, entre ellos Jimmy, Gabriel, Shelley, Todd, Mel, y me motivaron a continuar con mi "locura" y por otro lado a quienes me catalogan de ilusa, de bruja o de lunática, y me instigan a seguir siéndolo -con mucho orgullo- y a la vez tratar de mantener la lucidez, la sensatez y la objetividad lo mejor que puedo. En éste libro al igual que los "CDs", se conjugan muchos ideales, muchos anhelos, y sobre todo el deseo de que como muchos de nuestros clientes, la información contenida en él te sea de gran ayuda y te llene de satisfacciones, logros y éxito. Pero sobre todo te lleve a descubrir lo más fascinante y valioso: Tú Mismo.

Disfrútalo

Mª Leticia Montiel-Oliver, DCH, CSC; CNLPT

A Ohe Pau Ko Ike
I Kou Halau

"Think not that all wisdom is in your school"

"No pienses que toda la sabiduría se encuentra en tu escuela"

Antiguo Dicho Hawaiano

Marzo 26, 1993

Robert & Jeanne

Mahalo

En alguna parte en Hakalau.

Hakalau es una palabra Hawaiana para denominar un estado elevado de atención enfocada que yo también acostumbro a describir como un tipo particular de catalepsia hipnótica. Así mismo, es una comunidad pequeña en el lado oriental de la isla grande de Hawai, en el Distrito Hilo Norte.

"En alguna parte en Hakalau, es aquí donde gran parte de la enseñanza, mucho del pensamiento y mucho del trabajo real se ha hecho. Es hora de poner estos pensamientos é información a disposición del mundo, a través de la letra impresa. Es hora de liberar las palabras. Y aquí es donde el conocimiento empieza, aquí en Hakalau".

Prólogo

Por Tad James, MS., Ph.D.,

El libro "The Body Contouring Programme"® (Moldea Tu Cuerpo) ® es un As en el campo de la Hipnosis y Sicología. El Dr. Keith D. Clark ha hecho un excelente trabajo capturando el ser del programa. Este libro explica los pasos claramente y le permite al lector descubrir el alcance total del programa.

Durante años, cuando he aplicado la terapia de "Time Line Therapy"® con clientes, he estado interesado en cómo resulta que la auto-imagen lleva a nuestra condición física. Trabajando con miles de clientes durante años, empecé a notar que uno podría predecir algo sobre el problema presente, sólo mirándolos. Además, yo notaba que una vez que el cliente me exponía su problema yo podía ver la reflexión del problema en su apariencia física externa. Al terminar la sesión de terapia, notaba que la apariencia del cliente cambiaba como por arte de magia. Sé que cuando yo les decía "Usted Se Ve Diferente", a menudo estaba más allá del alcance de sus creencias. A menos que ellos también se sintieran diferentes en su interior, ellos no podían creer lo que yo estaba diciendo. El "The Body Contouring Programme"® (Moldea Tu Cuerpo) ® parece producir resultados por fuera y por dentro.

El "The Body Contouring Programme" Prólogo
Por Tad James, MS., Ph.D.,

El libro "The Body Contouring Programme"® (Moldea Tu Cuerpo) ® es un As en el campo de la Hipnosis y Sicología. El Dr. Keith D. Clark ha hecho un excelente trabajo capturando el ser del programa. Este libro explica los pasos claramente y le permite al lector descubrir el alcance total del programa.

Durante años, cuando he aplicado la terapia de "Time Line Therapy"® con clientes, he estado interesado en cómo resulta que la auto-imagen lleva a nuestra condición física. Trabajando con miles de clientes durante años, empecé a notar que uno podría predecir algo sobre el problema presente, sólo mirándolos. Además, yo notaba que una vez que el cliente me exponía su problema yo podía ver la reflexión del problema en su apariencia física externa. Al terminar la sesión de terapia, notaba que la apariencia del cliente cambiaba como por arte de magia. Sé que cuando yo les decía "Usted Se Ve Diferente", a menudo estaba más allá del alcance de sus creencias. A menos que ellos también se sintieran diferentes en su interior, ellos no podían creer lo que yo estaba diciendo. El "The Body Contouring Programme"® (Moldea Tu Cuerpo) ® parece producir resultados por fuera y por dentro.

El "The Body Contouring Programme"® (Moldea Tu Cuerpo) ® se explica aquí, y de una manera que lo hace fácil empezar de inmediato. Utilizando Time Line Therapy ® nosotros descubrimos cómo limpiar problemas en nuestro pasado tales como miedo, incertidumbre, confusión, trauma, indignidad, decisiones limitantes, resentimiento. La contribución de competencia y busca de modelos de la imagen corporales también se examinan. Utilizando métodos probados de Hipnosis, aprendemos a usar nuestra imaginación para reestructurar nuestro cuerpo. A través del campo de Programación Neuro Lingüística nosotros encontramos que nuestros más profundos pensamientos pueden apoyarnos realmente convirtiéndonos en quiénes nosotros deseamos.

El libro es un programa en formato de manual fácilmente entendible con sugerencias sobre qué hacer y cuándo hacerlo.

En sí el libro es de fácil lectura para el lector promedio y una contribución al campo— una valuable contribución, y bien vale la pena de leer. Si usted tiene algún interés en la conexión del cuerpo-mente para lograr el cambio físico, éste es el libro que cualquiera que esté interesado en el concepto de la auto-imagen debe tener. Disfrútelo.

—- Tad James, MS., Ph.D., es autor y consultor de desarrollo personal. Él es el autor de "Time Line Therapy And The Basis Of Personality", y "The Secret of Creating Your Future". (Moldea Tu Cuerpo) ® se explica aquí, y de una manera que lo hace fácil empezar de inmediato. Utilizando Time Line Therapy® nosotros descubrimos cómo limpiar problemas en nuestro pasado tales como miedo, incertidumbre, confusión, trauma, indignidad, decisiones limitantes, resentimiento,. La contribución de competencia y busca de modelos de la imagen corporales también se examinan. Utilizando métodos probados de Hipnosis, aprendemos a usar nuestra imaginación para reestructurar nuestro cuerpo. A través del campo de Programación Neuro Lingüística nosotros encontramos que nuestros más profundos pensamientos pueden apoyarnos realmente convirtiéndonos en quiénes nosotros deseamos.

El libro es un programa en formato de manual fácilmente entendible con sugerencias sobre qué hacer y cuándo hacerlo.

En sí el libro es de fácil lectura para el lector promedio y una contribución al campo— una valuable contribución, y bien vale la pena de leer. Si usted tiene algún interés en la conexión del cuerpo-mente para lograr el cambio físico, éste es el libro que cualquiera que esté interesado en el concepto de la auto-imagen debe tener. Disfrútelo.

—- Tad James, MS., Ph.D., es autor y consultor de desarrollo personal. Él es el autor de "Time Line Therapy And The Basis Of Personality", y "The Secret of Creating Your Future".

Introducción

Nosotros somos complejos en la simplicidad de nuestra humanidad. Este trabajo utiliza una red interconectada de conceptos ninguno de los cuáles son más fundamentales que el otro. Cuando presentamos la progresión de la teoría, las interconexiones de esta red entran cada vez más en el enfoque.

Este libro se ha escrito en respuesta a muchos doctores y terapeutas que han pedido más información sobre las técnicas que nosotros hemos encontrado ser eficaces en ayudar a otros a lograr cambios en su apariencia física. Ésta es una técnica que nosotros llamamos *Body Contouring (Moldea Tu Cuerpo)*. El proceso en sí se llama *"The Body Contouring Programme"®* *(Moldea Tu Cuerpo)* ®. El armazón conceptual que está debajo de este proceso percibe al organismo humano como un sistema dinámico que involucra modelos fisiológicos y psicológicos interdependientes.

Durante los 1940's Maxwell Maltz, M.D., F.I.C.S., publicó su libro "Nuevas Caras— Nuevos Futuros", una colección de historias de casos donde la cirugía cosmética, particularmente facial, había abierto la puerta a una nueva vida para muchas personas. En esa publicación Maltz describió los cambios asombrosos que a menudo ocurrieron en la personalidad de una persona después de la cirugía cosmética. Maltz relaciona su asombro a los cambios dramáticos y súbitos en carácter y personalidad que a menudo resultaban cuando un defecto facial fuese corregido Era tal su asombro y su deseo de entender el fenómeno más completamente que dió como resultado llevarlo a investigar el campo que él identificó como "psicología de la auto-imagen." Como producto de esa investigación escribió y finalmente publicó Psycho-Cibernética (1960). Maltz presentó opciones para mejorar su vida y lograr paz mental, y convertir fracasos en éxitos. Él hizo pensar en la posibilidad que si una persona cambia su apariencia externa con cirugía cosmética, o no, cambiando el cuadro interior de uno, podría llegar a sentirse mejor sobre sí mismo y lograr una mejor calidad de vida.

Si el alterar la apariencia física a través de la cirugía cosmética pudieran cambiar la personalidad de un individuo, Maltz sugirió que un individuo cambiando 'la cara de su personalidad' ó, auto-imagen, podría mejorar su calidad de vida. Nosotros llevamos esa premisa al próximo paso natural.

Al parafrasear a Deepak Chopra, M.D., autor de *"Cuerpo Sin Edad, Mente Eterna"* (1993), el concepto de la teoría quántica nos dice que en lugar de estar compuesta de átomos, como era el concepto popular, el sólido ó la materia se compone de partículas subatómicas; las partículas de energía e información se encuentran suspendidas en un núcleo de energía. El mundo real o tangible en el que nosotros existimos está formado por estas partículas de energía e información. La mente utiliza energía e información para crear nuestros sentimientos, ideas, instintos, deseos y los manifiesta en algo muy real; ellos conforman el mundo físico en que nosotros existimos. Los pensamientos crean guerra, la Pared de Berlín, agujeros en la capa de ozono y los proyectiles balísticos. Ellos también crean armonía, risa, amor, el retraso del envejecimiento y el cuerpo en el que usted vive.

Nosotros sugerimos que el cambio en el auto-concepto de un individuo - el cuadro interior o el cianotipo mental personal - además de mejorar la autoestima, puede y altera la apariencia externa física de ese individuo.

El programa *"The Body Contouring Programme"*® *(Moldea Tu Cuerpo)* ®. consiste en una completa reestructuración, mentalmente, emocionalmente y físicamente manifestadas. Las técnicas y procesos involucrados en El programa *"The Body Contouring Programme"*® *(Moldea Tu Cuerpo)* ®. son el resultado ecléctico de veinte años de estudio, aplicación y observación de los procesos mentales empleado por individuos. Se han explorado numerosas filosofías, creencias, y teorías y se han sintetizado en esta eficaz técnica.

Otra corriente diferente, técnicas y terapias dirigidas sólo a aumentar el tamaño del busto del cliente, El programa *"The Body Contouring Programme"®* *(Moldea Tu Cuerpo ®).* se dirige a todos los aspectos del individuo, emocional, mental y físico,. *El* programa *"The Body Contouring Programme"®* *(Moldea Tu Cuerpo) ®.* ha demostrado ser eficaz en mantener reducciones en áreas específicas del físico del cliente. Además, otras muchas áreas de cambios deseables han ocurrido.

El programa *"The Body Contouring Programme"®* *(Moldea Tu Cuerpo) ®.* se diseñó para trabajar compatiblemente con las necesidades mentales y emocionales del cliente así como el aspecto físico. La mayoría de participantes involucradas en el programa *"The Body Contouring Programme"®* *(Moldea Tu Cuerpo) ®.* informaron que mejoró en mucho tanto la calidad de vida, autoestima y perspectiva mental. Ha habido también un acuerdo general casi unánime de un aumento en nivel de energía así como aumento de la sensualidad y sensibilidad. Estos cambios interiores se corroboraron además de los cambios físicos exteriormente notables.

Como se mencionó previamente, este libro se ha escrito para satisfacer las cuantiosas solicitudes de doctores y terapeutas interesados en los procesos físicos, emocionales y mentales atendidos por nuestro programa. Este libro no se ha escrito como un manual para la auto-transformación. Sin embargo, a riesgo de sonar contradictorio, el terapeuta especializado debe estar utilizar la teoría y las técnicas descritas dentro del texto para experimentar resultados comparables con clientes o en usted mismo.

Como doctores, terapeutas y como individuos, debemos comprender que todo el cambio viene desde el interior del ser humano. Al publicar este trabajo, estoy ofreciéndole a los lectores la oportunidad de compartir nuestra exitosa técnica y teorías. Al lograr entender este material contará con las herramientas necesarias para completar un exitoso programa *"The Body Contouring Programme"®* *(Moldea Tu Cuerpo) ®*

Desde los 1960's existen investigaciónes en el exitoso uso de hipnosis con sujetos que desean aumento del busto, y más recientemente, en la reducción de células grasas. Actualmente la práctica de liposucción se acepta ampliamente como el procedimiento quirúrgico preferido para lograr reducción de las células grasas. Sin embargo, en contraste con las técnicas quirúrgicas, el uso de hipnosis se ha aceptado ampliamente para la reducción de peso durante varios años. Miles de personas cada año experiementan resultados exitosos en reducción de peso a través del uso de la hipnosis. Además, la hipnosis ha demostrado ser muy eficaz en la modificación de conducta. Entre las más recientes y avanzadas tecnologías como la Programación Neuro Lingüística y Time Line Therapy están sobresaliendo actualmente como las terapias preferidas para lograr exitosos cambios de la conducta y del aspecto físico.

El programa *"The Body Contouring Programme"*® *(Moldea Tu Cuerpo)* ® fue desarrollado para proporcionar a las mujeres una alternativa a la cirugía cosmética, cirugía de implantes de busto, liposucción, dietas extremas y a los planes de ejercicios excesivos. Subsecuentemente a su concepción, ha evolucionado en un programa que puede acomodar cualquier cambio físico deseado. Se han utilizado las técnicas incluidas dentro de el programa *"The Body Contouring Programme"*® *(Moldea Tu Cuerpo)* ® para la restauración del cabello, modificación de la conducta, perfeccionamiento de la actuación y tratamiento de síntomas. Nosotros lo invitamos a utilizar estas técnicas. Cuando usted experimente su propio éxito se atreverá a ir más allá de lo que es actualmente conocido y expander más allá este excitante y premiado campo.

El programa *"The Body Contouring Programme"*® *(Moldea Tu Cuerpo)* ® combina elementos de visualización creativa, hipnosis, Programación Neuro Lingüística, Time Line Therapy y modelos específicos de idioma. Le ofrecemos ahora la oportunidad de aprender sobre estos programas de una manera muy sencilla. Nunca antes se habían combinado estas avanzadas técnicas tan eficazmente en el área de cambio físicos específicos. Además, lo invitamos a buscar un practicante de *"The Body Contouring Programme"*® *(Moldea Tu Cuerpo)* ®. para trabajar con usted Y tal vez pueda tener el deseo y cumplir con los requisitos necesarios para volverse un terapista califcado en el programa *"The Body Contouring Programme"®* *(Moldea Tu Cuerpo ®).*

Capítulo Uno

Cuerpo-Mente

Es importante comprender la división histórica entre cuerpo y mente. Tal vez puesto más apropiadamente, en lugar de la división, la falta de aceptación de que cualquier otra cosa que no sea la materia palpable, tiene alguna influencia o conexión con nuestro cuerpo físico. Ha habido claramente (y en muchas áreas todavía lo hay) un rechazo, particularmente en la cultura Occidental, de algo que tiene influencia sobre el cuerpo humano que no es de naturaleza orgánica. Cualquier conexión entre el cuerpo físico y la mente se considera inexistente. De hecho, el concepto de que la mente siquiera existe es relativamente nuevo en la cultura Occidental. Así que partiremos inicialmente a discutir algunas de las cualidades del cuerpo físico y la mente. Enseguida procederemos a discutir la interconexión entre el cuerpo y la mente. De hecho, una premisa básica de éste programa es el concepto de que mente, cuerpo y espíritu se interconectan.

Cuadro Fisiológico

El cuerpo físico que cada uno de nosotros posee (o nos posee) se compone de aproximadamente 50 billones de células. Mas o menos 30 mil millones de éstas son células nerviosas. Millones de células están reemplazándose cada día a lo largo de nuestro cuerpo. Esto tiene lugar a través del proceso normal de roce y reemplazo. De hecho se reemplaza el 98% de nuestro cuerpo en un lapso de un año. Las células restantes se reemplazan al año siguiente. De hecho, se reemplazan un 10% de todas las células en nuestro cuerpo cada 3 semanas, un 25% de las células se reemplazan cada 5 a 6 semanas. Las células que constituyen nuestra piel son totalmente nuevas cada treinta días. Las células que constituyen el tejido del músculo suave de nuestros órganos interiores se reemplazan en un plazo de dos a tres meses. El hígado se reemplaza cada de seis semanas, mientras que la pared del estómago en tan poco como cuatro días.!!!Algunas células, como aquéllas estrechamente involucradas en el proceso de la digestión, se reemplazan tan rápidamente como cada cinco minutos!!!

Aceptar el concepto de qué tan rápidamente el cuerpo se reconstruye es realmente algo que nos va dando mucho ánimo. En su libro "Quantum Healing", el Dr. Deepak Chopra usa la analogía del cuerpo como un río. Así como el río constantemente está fluyendo, lleno de velocidades variantes de movimiento, así logramos que se realice el reemplazo de las células en nuestros cuerpos. Nosotros no somos seres físicos meramente estancados que envejecen y finalmente mueren. Nosotros somos, en contraste, seres renovándose constantemente en la vida. Entender esto significa comprender que el próximo año usted será una persona completamente diferente a lo que usted es ahora. No importa lo que usted haga en los próximos doce meses, ya que cuando menos a un nivel celular, usted será una persona completamente diferente.

El proceso que el cuerpo humano usa para repartir nutrientes es complejamente simple. Complejo, en el sentido de que nosotros no podríamos describir el proceso completo dentro de la brevedad de éste libro. Simple, en lo que se refiere a sus componentes básicos. Nosotros ingerimos comida, aire, agua, y luz del sol. Nuestros órganos internos y la función de las glándulas, procesan, derivan y crean los nutrientes que nuestro cuerpo requiere. Nuestra sangre entonces transporta los nutrientes requeridos a la parte apropiada del cuerpo. La parte del transporte proporcionada por la sangre incluye ambos "la entrega y distribución". En otras palabras la sangre distribuye los nutrientes así como otros componentes, mientras también va eliminando los componentes desechados del cuerpo físico. Cuando los nutrientes se distribuyen a lo largo del cuerpo, éstos se usan para nutrir y crear células de reemplazo como se van necesitando.

El saber que las células en nuestros cuerpos están constantemente cambiando nos da la opción de reemplazar las células viejas con otras más fuertes, más saludables. Un atleta entrenando empuja u obliga a su cuerpo a alcanzar nuevos límites. Su cuerpo responde reemplazando células viejas con nuevas y mejor adaptadas para enfrentarse a las demandas que van requiriéndose de ellas. Al saber que los nutrientes ayudan a su cuerpo creando estos cambios celulares un atleta prestará mucha más atención a la calidad y cantidades de nutrientes que él consume. Entre más apropiado sea el combustible, más fácil y rápidamente pueden ocurrir los cambios deseados.

Esta teoría es bastante fácil de aceptar para la mayoría de las personas. ¿Por qué no esperarían ellos entonces que su cuerpo se adaptase a sentarse a un escritorio o en un sofá consumiendo comida "chatarra?" Tiene sentido pensar que si el cuerpo se adapta a un tipo de estímulo ciertamente se adaptará a otro del mismo modo. En cualquier caso el cuerpo está respondiendo a los elementos físicos, comida y ejercicio (o a la falta de)

Como señalamos, nuestro cuerpo físico es la recopilación y construcción increíblemente exacta y la interacción de aproximadamente 50 billones de células. Sin embargo, la complejidad real de las células no se entiende totalmente todavía. Nosotros sabemos que todas las células en el cuerpo tienen componentes compartidos por otra célula en el cuerpo. Este común denominador es ADN. El código de ADN se descubrió en los 1950's por Watson y Crick. Su descubrimiento ha intentado explicar muchas de las cualidades que las células poseen. La presencia de ADN se acepta ahora ampliamente como el bloque primario y guardián de nuestro código genético.

Ha habido recientemente una nueva excepción aceptada ahora ampliamente a lo que la antigua creencia se refiere. Investigadores como el Dr. Bruce Lipton presentan la idea de que el ADN no pudiera posiblemente contener todos las características y responsabilidades que se le atribuyen al mismo. Lipton presenta la idea de que la célula tiene una inteligencia y responde a su ambiente y crea cualquier cosa que se necesita para que la célula evolucione y sobreviva. La célula realmente está comunicándose de alguna manera en respuesta a su ambiente.

El físico británico David Bohm teorizó la noción de totalidad irrompible. Esto está basado en una creencia que toda realidad se sostienen en su lugar por un campo invisible que sabe lo que está pasando por todas partes simultáneamente. Él describió esto con la analogía de un holograma. En éste holograma cada parte, en algún sentido, contiene el todo. Si cualquier parte de un holograma se ilumina, la imagen entera se reconstruirá. En la opinión de Bohm el mundo real se estructura según los mismos principios generales, con el todo envuelto en cada una de sus partes. Dentro de cada célula, cada átomo, cada partícula subatómica, dentro de cada pensamiento, antojo o el deseo está contenido el potencial para la creación y manifestación en nuestro mundo real. Esta teoría, aunque se aceptó un poco, tiene que ser demostrada todavía.

La Teoría quántica nos dice ahora que donde en el pasado se sostuvo generalmente que la materia estaba compuesta de átomos, nosotros vemos ahora que los átomos están compuestos de partículas subatómicas - qué son fluctuaciones de energía é información en un núcleo de energía é información.

Utilizando las palabras de Señor Arturo Eddington, astrónomo británico del siglo 19, "el material del mundo es material mental". El material esencial del universo incluye su cuerpo y es inmaterial, pero no es ningún inmaterial ordinario. Esta es la inteligencia percibida en el ámbito celular; los genetistas lo localizan principalmente dentro del ADN. La vida se despliega como ADN é imparte su inteligencia codificado a ARN (ácido ribonucleico), que a su vez imparte fracciones de inteligencia a las células y miles de enzimas, las cuáles entonces usan su fracción específica de inteligencia para crear proteínas. A cada punto en ésta sucesión, la energía é información tiene que ser intercambiadas o no podría haber ninguna vida edificándose de la materia inanimada. En esta perspectiva está la inteligencia puesta en código dentro de cada célula lo que permite la creación.

La excepción y/o rechazo de cualquiera de estas teorías no pueden evitar reconocer un hilo común, inteligencia y comunicación dentro de la célula.

Mientras hay cualidades compartidas entre todas las células hay también la discernible diferencia entre los tipos de células dentro del cuerpo. Las células pueden utilizar toda la porción del mismo ADN, aunque ellas parecen poner más énfasis en ciertas propiedades, mientras minimiza otras para realizarse como tipo específico de célula. Una célula que constituye el ojo es diferente a una que constituye el corazón. Y aún así, si estas células se trasladan a otro sector del cuerpo durante las primeras seis semanas de desarrollo humano, ellas pueden adaptarse para realizar la función requerida de una célula en otro ambiente. En otras palabras, si una célula está alojada digamos en el riñón, y es reemplazada o trasladada a la laringe, se convierte totalmente, en una célula identificable de la laringe.

Como adultos nosotros mantenemos un número relativamente estable de células que constituyen nuestro cuerpo. A pesar del roce constante, eliminación y reemplazo, el número global permanece bastante constante. Nosotros nacemos con un cierto número de células. Cuando estas células se reemplazan, ellas pueden ser de composición más fuerte, más débil, más grande o más pequeña.

Algunas células pueden tener una capacidad mayor al parecer por el cambio, modificación o alteración que otras. Un tipo de célula con esta capacidad para la alteración normalmente es llamado una célula grasa. Hay muchas funciones que pueden ser realizadas por células grasas. Algunas incluyen protección para los órganos interiores, almacenamiento de fluido o nutrientes, o aislamiento. Hay un porcentaje a la cantidad proporcionada de grasa que es necesario en el cuerpo humano para lograr el funcionar saludable y eficaz. El porcentaje y distribución de estas células grasas difieren entre los hombres y mujeres. Las mujeres tienen porcentajes más altos de grasa en el cuerpo. Esto está particularmente marcado en el área abdominal (para proteger órganos reproductores) y en los senos que son aproximadamente 50% células grasas.

Durante nuestra vida experimentamos cambios en nuestros modelos de crecimiento. Nosotros nos desarrollamos rápidamente de un infante a un adolescente. Cuando nosotros hemos alcanzado veintidós años de edad es cuando nosotros hemos dejado generalmente de crecer en altura. Es una creencia normalmente sostenida que basada en nuestro fondo genético, dieta y nivel de actividad que nosotros desarrollaremos un tipo de cuerpo particular (tamaño, forma y proporción) Estos rasgos se parecerán típicamente a otros miembros de nuestra familia directa. Si ser humano simplemente fuera un proceso mecánico, entonces ciertamente éste sería el extremo de la ecuación.

Uno sólo tiene que visitar o observar cualquier reunión pública para notar excepciones a esta fórmula simple. La excepción la forman sus pensamientos. ¿Pero se originan sus pensamientos en su cerebro o en su mente? Muchos individuos creen que sus pensamientos se originan en su cerebro. En la medicina Occidental nosotros estamos estudiando el cerebro extensivamente. Generalmente se está de acuerdo en que el cerebro se compone de dos hemisferios, el derecho y el izquierdo.

Se cree que el hemisferio derecho posee los aspectos más creativos de una persona, arte, música, emoción y percepción espacial. Se cree que el hemisferio izquierdo es más ordenado y controla idioma, razón y moralidad.

Se cree que el hemisferio derecho del cerebro controla el lado izquierdo del cuerpo, y se cree que el hemisferio izquierdo controla el lado derecho del cuerpo. Por lo menos éstas son las creencias sostenidas sobre individuos que son normalmente organizados. Se cree que quizás 20% o más individuos son inversamente organizados. La organización invertida significa que las cualidades a ser atribuidas a los hemisferios derecho é izquierdo del cerebro se invierten. Quizás la palabra más importante en cualquiera de estas declaraciones anteriores sería "creer".

Cuadro Psicológico

Nos gustaría presentar ahora el concepto de mente. Un concepto no-físico, aunque todavía poderoso determinante acerca de lo que usted verá, lo que usted sentirá y lo que usted hará. Mientras que el cerebro es físico, la mente no lo es.

Permítanos primero hacer la distinción entre los aspectos diferentes de la mente. La mente como nosotros la definimos consiste en tres aspectos separados: Mente consciente; Inconsciente ó Subconsciente y la mente; Colectiva (grupo, ó Yo-superior) Para el propósito de esta obra nosotros nos dirigiremos a sólo las mentes consciente é inconsciente.

Primero, la mente consciente. Éste es el aspecto paternal de su mente. Es un tipo de guardabarrera. Puede escoger el permitir la entrada de información, o negar acceso. Las cosas que usted hace son decididas por su mente consciente. O así que puede parecer. La mente consciente acepta o rechaza información basada en si o no juzga la información valiosa o correcta. Si usted está llevando un artículo de ropa con el que usted luce particularmente atractivo y recibe un cumplido, usted tiende a aceptar el cumplido. Si por otro lado usted está llevando algo que no le gusta particularmente o le importa poco y recibe un cumplido, es probable que usted lo descarte ó ignore. Usted incluso puede ir un paso más allá y puede descartar la credibilidad de la persona que ofrece todos los cumplidos, incluso los comentarios del futuro. Éste es un principio importante en la creación del auto-concepto. Nosotros discutiremos esto extensamente en el capítulo dos.

La mente consciente pasará la información hacia la mente inconsciente para el almacenamiento en cualquiera de estos casos. Esto es simplemente una de las muchas funciones importantes y únicas de la mente inconsciente. Además de guardar y organizar información y recuerdos, la mente inconsciente realiza una variedad amplia de tareas. Algunos de los aspectos de la mente inconsciente que nosotros utilizamos en El Programa "Moldea Tu Cuerpo"®, incluyen la preservación del cuerpo y la buena disposición para seguir órdenes ó sugestiones. El Dr. Tad James perfila la siguiente lista de veinte aspectos que la mente inconsciente maneja.

Las Propiedades de la Mente Inconsciente

1. Almacenar los recuerdos
2. Dominio de emociones
3. Organizar todos los recuerdos
4. Reprime recuerdos con emoción negativa irresuelta
5. Presenta los recuerdos para crear "racionalización"
6. Guarda emociones reprimidas para protección
7. Ejecuta los comandos del cuerpo
8. Preservación del cuerpo
9. Es un ser muy moral
10. Es un sirviente, sigue órdenes
11. Maneja y mantiene toda las percepciones
12. Genera, guarda, distribuye y transmite "energía"
13. Responde con instinto y hábito
14. Necesita de repetición para los proyectos de largo término
15. Programada para buscar continuamente cada vez más
16. No necesita partes para funcionar
17. Simbólica
18. Toma todo personalmente
19. Trabaja en el principio de menor esfuerzo
20. No procesa negativos

Cuando nosotros empezamos a entender y aceptar estas premisas de la mente inconsciente es que nosotros nos hacemos capaces más eficazmente y eficazmente ayudaremos a un individuo a comprender y realizar los cambios deseados. Nosotros podemos ayudarles entonces a liberar y/o modificar creencias anticuadas. Nosotros también podemos guiarlos construyendo y llevando a cabo un nuevo y más útil programa. Todas las creencias que los individuos sostienen son de beneficio a ellos. Como terapeuta es su responsabilidad permitirle a su cliente notar estas creencias de una manera sensata. Cuando las creencias son entonces descubiertas es que el cliente tiene la oportunidad de eliminar, modificar o reforzarlas. Esto a su vez, es cuando el cambio puede empezar a tener lugar. Recuerde, bajo su nivel consciente de conocimiento usted tiene todos los recursos necesarios para cambiar. Como usted se percibe es como se manifestará en la realidad. Manteniendo o creando cambios ahora mismo en su cuerpo. Cambiando simplemente el concepto de cómo usted se percibe - usted puede cambiar su cuerpo y su vida.

Ahora usted se ha preguntado probablemente "Sí, así que dígame algo que yo no sé" (nosotros esperamos que este sea el caso) o "De dónde propone usted que viene este material?". Si usted entra en cualquier categoría nosotros sentimos que es importante reforzar estas teorías. Usted puede ganar mayor entendimiento de ambos, tanto el aspecto fisiológico cómo el psicológico explorando muchos de los libros listados en la sección de la referencia al final de este texto. A pesar de que todavía a menudo todos los polémicos conceptos dirigidos aquí se reciben con rechazo hay un cuerpo creciente de material de investigación que se presenta para ofrecer explicación y apoyar para estas teorías.

Cuerpo-Mente

De la creencia anteriormente sostenida de separación, nosotros continuaremos ahora a discutir la interconexión de la mente y cuerpo. Cuerpo-mente es un término que la Dra. Candace Pert, directora de la división de bioquímica de cerebro en el Instituto Nacional de Salud Mental, ha escogido usar para describir la interconexión de la mente y cuerpo. La Dra. Pert escribe que como resultado de su investigación el ADN parece ser casi al mismo tiempo puro conocimiento así cómo materia. Esto ofrece extenso apoyo una vez más de la presencia inherente de inteligencia en las células. Con ésta inteligencia las células se comunican entre sí. Se pensaba una vez que esto era de naturaleza eléctrica. La teoría más aceptada ahora se basa en la opinión de que una reacción química simultánea tiene lugar. Sin embargo el concepto de una presencia inmensurable, quizás mejor definido como conocimiento o inteligencia simplemente ocurre y permite a las células poder comunicarse.

Si usted recuerda haber tenido un sueño o quizás incluso una pesadilla de la que usted despertó bañado en un sudor frío, con el corazón golpeando en el pecho, seguro de que experimenta todos los síntomas físicos de miedo... como si estuviera corriendo o escondiéndose de alguien o algo que le asusta. Obviamente, usted sólo estaba soñando. ¿Respondió su cuerpo diferentemente sin embargo, a su experiencia del sueño del que habría respondido a su experiencia de un evento total y realmente similar? La habilidad de su mente de responder al estímulo presentado es fenomenal y no-discriminatoria.

Su mente inconsciente es incapaz de distinguir cualquier diferencia entre una visualización exacta muy completa y un evento real. En otras palabras, la neurología de su cuerpo responde tan realmente a las experiencias-(tiene el mismo sentimiento, dispara los mismo sinapsis del cerebro)—durante un proceso de visualización como al que habría experimentando durante un evento físico real.

Otro ejemplo de esto está en un estudio que se emprendió en el que tres grupos de hombres jóvenes jugaron al básquetbol. Uno de estos grupos jugó tres horas al básquetbol por un día, el segundo no tuvo nada que ver absolutamente con básquetbol y el tercer grupo se visualizó bastante intensamente tirando canastas y jugando al básquetbol. Al final de varias semanas encontraron con que, los que habían estado practicando todos los días aventajaron mucho más a los otros. El grupo que no había jugado durante el periodo de la prueba se encontró con que sus habilidades fallaban considerablemente comparados a cualquiera de los otros dos grupos. Sin embargo, el grupo que visualizó jugar al básquetbol funcionó virtualmente tal como aquellos de que habían estado practicando a lo largo de la prueba. Éste no era un grupo al azar de hombres jóvenes, éstos eran hombres que habían estado jugando al básquetbol regularmente y habían sido atletas en ese campo.

La energía sigue al pensamiento y el pensamiento sigue a la energía.

En nuestra existencia como seres humanos, nosotros somos mucho más que cuerpos físicos y procesos de actividad mental. La mente y cuerpo son inseparables. Una emoción básica puede describirse como un sentimiento o como una molécula de una hormona.

"Sin sentir el sentimiento no hay ninguna hormona; sin la hormona no hay sentimiento. Por consiguiente, no hay dolor sin las señales del nervio que transmiten dolor; no hay alivio de dolor sin endorfinas que encajan en los receptores de dolor para bloquear esas señales. Dondequiera que el pensamiento va, un químico va con él."

Según éste modelo de física quántica, en su libro "Cuerpo sin edad, Mente Eterna" Deepak Chopra, MD. (1993) el mundo en el que nosotros vivimos está creándose constantemente y se renueva a través de un flujo de energía é información. El flujo de energía é información es una "avenida bidireccional". La forma en que se manifiesta a través de la observación de energía é información es realidad creativa. La realidad es lo que usted percibe.

En "Cuerpo Sin edad, Mente Eterna" el Dr. Deepak Chopra señala que el hombre es el único animal que tiene un concepto de envejecimiento. Porque nosotros somos conscientes de este envejecimiento es que tiene lugar que nosotros tendemos a envejecer más rápidamente. Cuando nosotros somos conscientes de nuestra mortalidad es que nosotros tendemos a apresurarla. ¡Nosotros nacemos con un cuerpo capaz de exceder 200 años de edad! ¡De hecho, las personas en Akasia actualmente viven con expectativas de rebasar 165 años de edad! Esto es en parte debido a su creencia en longevidad. Su sociedad pone un valor mayor a una vida larga. En contraste, nosotros en el Oeste tenemos típicamente en alguna parte una esperanza de vida de alrededor de 70 años. En cualquier caso una persona crea una profecía auto-manifestada. Ellos viven aparentemente tanto como lo que ellos crean es posible.

De la misma manera, nosotros nos recuperamos de cualquier experiencia basada en las creencias que nosotros sostenemos sobre eso. Por ejemplo: ¿cuántas veces se ha cortado usted y le ha podido sanar sin quedarle una cicatriz? ¿Por qué entonces algunas cortadas o lesiones producen cicatrices? Es esto debido a la creencia sostenida de que el trauma produce cicatrización? Si están reemplazándose células en una base continua, cómo saben ésta células que deben convertirse en "células de cicatrización?" Algunas personas se refieren a esto como una memoria celular. Esta teoría presenta la opinión de que mucho después de que las células dañadas se han reemplazado la memoria de la lesión continúa existiendo. Es debido a la memoria o la creencia sostenida sobre la lesión que continúa dirigiendo de un modo desconcertado o fuera de equilibrio a las nuevas células para continuar formando lo que es el resultado de la lesión. Cuando nosotros utilizamos una técnica como "Terapia De La Línea de Existencia"® para ayudar a nuestros clientes a revalorizarse y modificar las creencias sostenidas sobre una experiencia nosotros a menudo nos topamos con el hallazgo de que el componente físico también se aclara.

La investigación extensa ha mostrado que en alguna parte en nuestros veintes y treintas nosotros en la creencia Occidental empezamos a prepararnos para morir. La glándula pituitaria, en contestación a éstas creencias sostenidas, empieza a limitar o eliminar la producción de ciertas hormonas. Hormonas que cuando presentes, realmente mantienen a un individuo en una edad biológica muy más joven. La reducción de producción de la hormona puede ser el inicio de un proceso muy largo, el proceso de envejecimiento y finalmente, muerte.

Parece haber un creciente grupo de conocimiento, incluyendo éste libro que apoya el invertir el proceso de envejecimiento. Se observan a menudo personas que toman una parte activa siguiendo y valorando su calidad de vida para lograr una apariencia y edad biológica más joven. ¡Un aspecto maravilloso de estos hallazgos es que al parecer un individuo puede adoptar estas técnicas y creencias en cualquier momento en su vida y puede empezar a experimentar un rejuvenecimiento durante cualquier punto en su vida! Aquí parece haber una correlación positiva entre la práctica de estas creencias y tecnologías sobre la, salud y la extensión de vida cronológica. Todos estos informes y observaciones parecen apoyar la existencia de Cuerpo-Mente.

Ha habido varios libros escritos en la curación y recuperación de la salud, utilizando las interacciones físicas y mental. Hay un número aparentemente infinito de auto ayuda y libros de sicología. Libros sobre nutrición, dieta y ejercicio son igualmente abundantes. En la creación de El Programa "Moldea Tu Cuerpo"® nosotros ofrecemos el primer acercamiento pro-activo asistiendo a un individuo a utilizar su poder individual creando un positivo y duradero cambio fisiológico así como cambios psicológicos.

Después de repasar ésta explicación del informe de nuestro punto de vista y aplicación de la conexión Cuerpo-Mente, permítanos asegurarle, la realidad de los cambios físicos deseada por nuestros clientes es rápidamente percibida por todos.

Capítulo Dos

Creación, Mantenimiento E Importancia del Auto-Concepto Y De La Auto-Estima

Una de las necesidades más básicas que un individuo tiene es el deseo de sentirse bien, o por lo menos cómodo con él o ella mismo(a) Hay varias maneras en las que los individuos hacen esto. Puede ser tan simple como mirar su reflejo en un espejo. Podría ser el pedirle a alguien la opinión de algo.

A pesar de considerarnos individuos, tendemos a aceptar o valorar la opinión de otros tanto ó más que la nuestra. De hecho nuestras propias opiniones son el resultado ecléctico de exposición a las opiniones o valores de otros. Nuestras vidas están llenas de constantes revisiones y recordatorios de quién nosotros creemos que somos.

Esta diaria revisión está compuesta de piezas de información, las cuáles evaluamos y escrutinizamos en un nivel ya sea conciente ó inconsciente. Nosotros entonces aceptamos o rechazamos la información basada en nuestro propio sistema de filtro interior. Dos de los componentes mayores de éste sistema interior son nuestro auto-concepto y nuestra auto-estima.

Mucha gente utiliza los términos auto-concepto y auto-estima intercambiablemente. Para los propósitos de éste programa nosotros vemos los términos como distintos entre sí y los definimos separadamente. También porque semejante plétora de información en éstos asuntos está disponible en otros textos, mantendremos la discusión breve.

Auto-Concepto

Auto-concepto es la imagen que se tiene de uno mismo. Cada uno de nosotros lleva en sí una imagen o prototipo mental personal de lo que creemos que somos nosotros. En un nivel consciente, puede ser vago o pobremente definido. De hecho, es que no puede ser en absoluto conscientemente reconocible. Pero está allí, completo. Esta auto-imagen es su concepción del quién/qué/porqué/cómo que es usted. Está basado en un rango relativamente estable de percepciones que mantiene sobre sí. Percepciones que incluyen rasgos físicos, estados emocionales, talentos, gustos, lo que detesta, valores, papeles que usted interpreta, las creencias filosóficas, religiosas y políticas y así sucesivamente. Estas percepciones cambian con el tiempo y los aspectos diferentes del auto concepto de una persona pueden ser bastante diferentes de los aspectos del auto-concepto de otra persona.

Considerando que una parte significante del auto concepto de una persona podría consistir en papeles sociales, para alguien más, puede ser apariencia física, amistades, salud, logros o habilidades. El auto concepto se ha creado de las creencias que mantiene sobre usted, sobre quién es usted. La mayoría de estas creencias se han formado inconscientemente de las experiencias del pasado, éxitos y fracasos, humillaciones, triunfos y la crítica que usted ha recibido de otros, sobre todo en la niñez temprana. De la interpretación de estas experiencias, usted construye mentalmente un "yo" (o un cuadro de un ego) Una vez que una idea o una creencia entra en este cuadro se vuelve "verdadero", hasta el punto en el que usted está consciente. Sin cuestionar su validez, usted procede actuar de tal o cuál manera como si fuera verdad, y en su experiencia, es verdad. La única realidad es suya y todo lo que existe está dentro de su subjetividad.

Mientras que un infante al nacer tiene un concepto de ser, no percibe su concepto de ser humano. Así, el infante aprende para sobrevivir en su nuevo mundo. Así como el cachorro aprende el ser perro o el conejito aprende el ser conejo.

Poco después de nacer, el infante comienza a diferenciar las cosas de su medio ambiente. Comienza a reconocer rostros familiares, los sonidos que se asocian a diferentes cosas, cada cosa se convierte una cosa separada en su mundo. Entonces, a los 6 ó 7 meses de edad el niño empieza a reconocerse como distinto de sus ambientes. En lugar de mirar fijamente un pie o una mano como que si ellos fueran objetos extraños, el niño parece comprender de repente, "Eh, éste soy yo". En esta edad muy temprana, el auto-concepto es casi exclusivamente físico. Es, sin embargo, la interacción social es la que casi en su totalidad crea el auto-concepto.

En lo que los niños aprender a hablar, el lenguaje se convierte en herramienta de interacción del auto-concepto. Un niño no tiene ninguna manera de definir el ego con otra cosa mas que a través de los ojos de los adultos circundantes, así que estas apreciaciones tienen una influencia profunda sobre el auto concepto en vías de desarrollo.

El auto-concepto se basa en la respuesta a los eventos tanto insignificantes como significativos en la vida de una persona.

Más tarde la influencia del concepto de otros es menos intensa. Las evaluaciones de otros todavía influyen en creencias sobre el ego en algunas áreas, como atractivo físico y popularidad. En otras áreas el vidrio por donde se observa el auto concepto se ha distorsionado para que de cabida a los conceptos de otros para conformar nuestras existentes creencias.

Por ejemplo, si su auto-concepto incluye el elemento "poco atractivo" usted puede responder a un cumplido pensando, "Él debe necesitar lentes." En el caso del niño que es etiquetado como "tímido" puede encontrársele introvertido. Mientras en realidad ellos están experimentando los mismos sentimientos y emociones que una persona promedio en cualquier situación dada. La única diferencia es el filtro que ellos ponen en la emoción o la experiencia. En esta situación en particular la conducta se etiqueta como "tímido". Esta etiqueta de "timidez" es apoyada por aquellos alrededor de él.

Al grado que nosotros nos juzgamos de la manera que otros nos ven, nosotros aceptamos la idea de sabernos de tal o cuál manera a través del espejo en que otros nos miran. Usted no podría sostener el argumento de que cada parte de su auto-concepto es formado a través de otros, pero que hay ciertos hechos objetivos exclusivamente reconocibles por auto-observación. De hecho algunos rasgos del ego están inmediatamente claros, pero la importancia que nosotros damos a ellos depende enormemente de las opiniones de otros.

Nosotros somos receptores de lo más pasivos de la influencia medio-ambiental. Conscientemente e inconscientemente nosotros creamos nuestro ambiente así como la manera de responder a él. En "El Concepto del Yo Mismo" Kenneth Bergen (1971) describe cómo la comparación social forma nuestro auto-concepto. Bergen explica que las personas tienen una necesidad continua de establecer la exactitud de sus creencias, algo que es a menudo difícil porque las normas exactas pueden ser duras de identificar. Por consiguiente, las personas observan a menudo a otros como una manera de juzgarse. Ellos comparan sus creencias, actitudes, conductas y apariencia con aquellos alrededor de él para establecer la validez de sus propias percepciones.

Nosotros prestamos mucha atención a nuestra apariencia física estos días. Además, la interpretación de características como el peso o nuestra apariencia física depende en mucho de la manera en que las personas que consideramos importantes nos juzguen.

Nuestra cultura en los Estados Unidos generalmente ve la grasa como indeseable. En una sociedad donde la obesidad es ideal, a una persona considerada sumamente obesa, se le admiraría. En el Brasil, por ejemplo, se sostiene generalmente que la figura ideal femenina sea en forma de pera. De la misma manera la importancia de ser soltero o casado, solitario o sociable, agresivo o pasivo, depende mucho de la interpretación en que la sociedad juzga a tales rasgos. Así la importancia de una característica dada en su auto-concepto refleja la importancia que nosotros vemos a otros dar a él.

En la sociedad de hoy, la auto-imagen es influenciada grandemente por los medios de comunicación masivos. Revistas, periódicos y libros "best-seller" ofrecen la última dieta y tendencias de aptitud. Los anuncios de la televisión están llenos con escenas de personas delgadas, felices. Por consiguiente, nosotros encontramos a las personas auto atacándose, haciéndose creer que necesitan perder peso o empezar o intensificar un programa de aptitud física. Cada vez más las personas parecen estar modelando a las llamadas personas bonitas. En algunos casos el programa que se utilizó para lograr o adquirir ése cuerpo absolutamente bonito se vuelve excesivo, y a veces raya en lo abusivo. En su libro "Auto-estima", Gloria Steinem (1993) hace la observación de que "las normas de sociedad de la perfección física parecen ser inmutables y perfectas, mientras nuestros cuerpos son inconstantes y falibles."

¿Es entonces de maravillarse el hecho de que nosotros a veces estamos desconcertados sobre cómo o por qué sentimos de la manera que lo hacemos sobre nosotros mismos?

Por años en su vida ha habido otros momentos que se parecen a éstos. Meses, días, en todos los momentos, pero a ninguno le gusta exactamente éste, nos decimos- este momento es único - no hay como el de ahora. Como cada uno de nosotros, podemos buscar, podemos cultivar y podemos encontrar similitudes con otros, pero hay un único Yo y un único usted. Como educadora de comunicación Virginia Satir declaró, "no hay otro duplicado de usted en el mundo, ni ha estado allí en las 74 mil millones personas antes de usted, o los 5 mil millones que están ahora aquí. Usted es único... usted no podría compararse ni remotamente a nadie más..."

Autoestima

La autoestima es el producto de cómo se siente sobre usted; el barómetro interior de la satisfacción contra el concepto que usted tiene de sí mismo.

Puede verse a la auto-estima como un producto de los mensajes que usted ha recibido a lo largo de su vida. La familia es el primer lugar de donde usted recibe tales mensajes. La familia nos proporciona nuestros primeros sentimientos de suficiencia ó insuficiencia, aceptación y rechazo. Incluso antes de que los niños puedan hablar, las personas están haciendo evaluaciones de ellos.

Los primeros meses de vida están llenos de mensajes que forman el auto-concepto y, finalmente, la auto-estima. La cantidad de tiempo en que los padres les permiten a sus niños llorar antes de asistir a sus necesidades comunica no verbalmente a los niños en un periodo corto de tiempo que tan importantes son para los padres.

El método paternal del manejo de infantes habla sonoramente. ¿Juegan ellos afectuosamente con el niño? ¿Sostienen los padres al niño afectivamente, o los tratan como si fueran no más que un pieza de equipaje? ¿Cambian ellos los pañales o llevan a cabo la alimentación y el baño de una manera brusca, metódica? ¿Hacen que el tono de voz con que ellos hablan al niño muestre amor y cariño ó desilusión e irritación?

La mayoría de éstos mensajes son no intencionados. Sin embargo, las declaraciones no verbales juegan un papel importante en la formación de los sentimientos de los niños sobre si se es aceptable ó no.

Usted probablemente puede evocar a alguien que le ayudó a reforzar su autoestima logrando que usted se sintiera especial en cierto modo, aceptado, amado ó que vale la pena. Ahora recuerde a alguien que actuó de una manera impactante o común causando, como resultado el disminuir su autoestima. En cualquier situación, usted escogió sentirse de una manera particular sobre esa interacción basada en sus percepciones aprendidas.

En la magnitud que usted ha recibido mensajes a su favor, usted ha aprendido a apreciarse y valorarse. Al grado que usted ha recibido mensajes críticos, es probable que usted se sienta menos valioso, apreciado y capaz.

Cuando usted pasa por la vida usted acepta o rechaza los comentarios y crítica basadas en cuán creíble es la fuente de la crítica, cuán importante es para usted la persona que da la crítica, y qué tan bien encaja la crítica en su modelo de usted mismo y del mundo.

¿Cuántas veces le han dicho algo que consideró era incoherente con sus propias creencias, y por consiguiente lo descartó? ¿Cuántas veces le han dicho algo que usted decididamente rechazó razonando como adulto, pero sintió en algún momento interiormente que el comentario podría ser verdadero? ¿Cuántas veces le han dicho algo con qué usted estaba de acuerdo absolutamente? De una manera u otra, esto les pasa a todos.

Nosotros somos lo que pensamos que nosotros somos. Nosotros somos exactamente lo que nosotros nos imaginamos que somos. La extensa investigación realizada por el educador Prescott Lecky, y uno de los pioneros en sicología de la auto-imagen, vierte enorme luz en la forma en cómo nosotros concebimos a los estudiantes mediocres. Él concluyó que típicamente, casi sin excepción, las características de un pobre desempeño en la escuela son debidas en cierto grado al auto-concepto del estudiante o a su propia auto-definición. Estos estudiantes defienden ideas que incluyen, "soy bobo," "soy un deletreador mediocre," "soy incapaz en matemáticas," "yo no tengo una mente mecánica," "yo soy feo," etc. Con tales auto-definiciones, el estudiante tiene que hacer logros que luzcan pobremente aceptables para hacer verdadero lo que a él le parece que es su auto-imagen. Él crea experiencias que confirman literalmente sus creencias.

Considere, en el caso de una muchacha joven que se considera "fea", "un poco en el lado pesado", "torpe", "pecho algo plano" o incluso "una bailarina mediocre." El cuadro que ella ha creado como su prototipo mental se cumple perfectamente cuando ella crece a la madurez. Ella apoya su propia creencia creando experiencias que confirman o solidifican el cuadro o concepción de ella una y otra vez más.

Ahora considere la posibilidad de cambiar ése prototipo para incluir toda la agilidad, sensibilidad y belleza que ella desea. Su mente inconsciente siendo que es muy capaz, fácilmente creará la realidad física perfectamente de acuerdo con los planos que se le proporcionaron, así como siempre lo ha hecho.

Usted ahora tiene una idea general de cómo es que ha desarrollado su propia autoestima. Cuando usted repase el "cómo" de esto, tenga presente que no importa qué experiencias tienen primacía en la manera que se siente respecto a usted ahora, usted ha escogido sus sentimientos. Los sentimientos se basaron en sus respuestas a cómo otros han actuado hacia usted y en los eventos en su vida—y eso es grandioso! Si pudo escoger una vez, usted sabe que puede escoger de nuevo.

En las palabras de Leo Buscaglia, "La mente humana puede imaginar ambos conceptos, el cómo destruir la autoestima y cómo nutrirla - el imaginar algo es el paso acertado hacia crearlo." Somos lo que creemos que somos. En éste sentido, nosotros y aquellos alrededor nuestro constantemente crean nuestros auto-conceptos y nuestra realidad.

Capítulo Tres

Causas Que Originan Decisiones y Creencias Limitantes

Las creencias que sostenemos sobre nosotros mismos son responsables de la aceptación o rechazo de comentarios hechos por otros. Algunas de estas creencias son lo que generalmente se considera como 'las creencias positivas'. Estas creencias nos apoyan para llevar una existencia feliz y satisfactoria. Algunas creencias son 'limitantes'. Ellas nos limitan en el pleno desarrollo de nuestros potenciales. Todas nuestras creencias son de valor. Ellas nos han acompañado hasta este punto en donde estamos dispuestos a considerar nuevas posibilidades.

Identificando y modificando creencias limítrofes, podemos empezar a crear y experimentar un auto-concepto completamente nuevo. Esto puede llevar a menudo a la estructuración y logro de nuevas metas, lo cuál puede resultar al unísono en cambios físicos.

Tome como ejemplo a la mujer que siempre se le dijo que su hermana era la bonita. O la mujer que constantemente se le dijo que ella nunca desarrollaría una linda figura. Esto puede producir a menudo que una mujer sea incapaz de aceptar un cumplido. Esto puede ser debido a que la mujer ha creado un auto-concepto de que ella es indeseable. Ella se vuelve incapaz de aceptar un cumplido que es incoherente con las creencias que ella sostiene sobre sí misma. Esto no es más que una de las posibles creencias limítrofes que se abarcan en El Programa "Moldea Tu Cuerpo"®.

Los individuos sostienen creencias que regulan cómo se ven comparados con otros alrededor de él. Rita Freedman, Profesor de Sicología y los Estudios de Mujeres, en su libro, el "Amor Al Cuerpo", informa que en recientes estudios, la mayoría de la niñas de 10 años, se consideraron las menos atractivas en su clase; las muchachas adolescentes dijeron que ellas frecuentemente se sentían feas; menos del 50% de mujeres de la universidad se sentían bien con su apariencia; una mayoría de mujeres adultas se consideró más gordas de lo que ellas realmente eran así como más pesadas que el ideal que ellas pensaron que los hombres prefieren; y que las mujeres consideradas "bonitas" por otros, se consideraron "inatractivas o comunes". La evidencia de una auto-imagen distorsionada es otra cosa más que específica del género sexual. Susan Harter, Ph.D., Profesor de Sicología, Universidad de Denver, en otro reciente estudio, nos dice que los informes revelan que cuando se ha considerado el promedio de hombres, 70% a 90% querrían cambiar algo sobre su apariencia; 1/3 considerarían cirugía cosmética; más de 2 no les gusta cómo lucen desnudos.

"Yo deseo tener su figura" es algo que las mujeres han dicho una y otra y otra vez. ¿Pero por qué no tiene usted su figura? Hay mucho detrás de las razones de esta declaración. En las páginas siguientes nosotros identificaremos algunas de las razones por las cuales las creencias que nosotros hemos aceptado, conscientemente o inconscientemente, han contribuido, por lo menos en parte, a formar nuestro auto-concepto. La mayoría de las razones citadas aquí pueden remontarse al desarrollo de la niñez temprana y puede presentarse bajo ese punto de vista.

Miedo

Miedo de atraer más atención a sí misma(o) cuando ellos / ellas empiezan a madurar y desarrollarse físicamente. Quizás la incomodidad al recibir atención realmente puede ser a menudo una motivación subyacente a continuar manteniendo una creencia que es limitante en su naturaleza. Puede ser un miedo a lo desconocido. Puede ser miedo al cambio.

En el libro "El Curso En Milagros" la opinión compartida es que hay sólo dos emociones básicas: Amor y Miedo. Todo lo demás es una división de éstas dos. Y en realidad, el miedo es la ausencia de amor. No necesita haber una base racional para esto. De hecho, sólo como en el caso de una fobia, la existencia de una creencia irracional fuertemente sostenida creará una reacción muy fuerte. En este caso en particular, la supresión de desarrollo físico.

Aquí hay un ejemplo de uno de mis primeros clientes. En algunas culturas, sociedades o familias, la interacción entre los varones y las hembras muy jóvenes se miran con el "entrecejo fruncido". La idea de que un muchacho encamine a su hija de la escuela a la casa o las llamadas en el teléfono por la tarde ha sido algo que causa ansiedad o tensión dentro de la familia. Como resultado de esto una mujer joven puede haber escogido suprimir la apariencia física o el desarrollo tanto como fuera posible inconscientemente para evitar la atención de los muchachos ya que puede haber temido una reacción negativa de su familia.

En este caso la mujer admitió que ella siempre había querido ser bonita y bien formada. Ella también estaba sumamente preocupada de cómo su familia reaccionaría. No le permitieron tener amigos varones. Esto fue muy duro para ella, cuando asistió a una escuela pública con hombres y mujeres en el plantel.

Su familia arreglo un compromiso para ella. Ella se vio forzada a un matrimonio que eventualmente acabó en divorcio. Después ella buscó terapia para lograr liberarse de la gran culpa y responsabilidad que ella sentía por haber fallado en el matrimonio. Cuando ella se dio cuenta de sus deseos, y reconoció las decisiones que ella había tomado basado en el miedo a la reacción de su familia, ella pudo modificarlos.

Después de unos minutos ella tenía una nueva actitud hacia la vida. Casi inmediatamente ella empezó a experimentar cambios físicos. Durante las próximas semanas ella creó el cuerpo físico que ella siempre había deseado. Lo ultimo que nosotros oímos es que ella estaba alegremente envuelta en una relación, y todos estaban de acuerdo en su familia.

Incertidumbre

Hay un periodo de tiempo en que la incertidumbre crece a través de la adolescencia y los adolescentes no están seguros de cómo actuar o cómo comportarse. Éste puede ser el resultado de cambios hormonales y un crecimiento y un cuerpo rápidamente cambiante. Puede llevar a confusión acerca de cómo tratar los sentimientos de torpeza que acompañan tal cambio.

Algunos individuos exhiben una cantidad mayor de incertidumbre o marcada preocupación involucrada con estos sentimientos. Ha habido casos en que algunas mujeres parecen haber tomado una decisión inconsciente de parecer menos femeninas exteriormente para recibir menos atención de los hombres.

Muchas de estas personas se sentían más cómodos originalmente con ellos y más cómodo con sus interacciones con otros. Sin embargo, socialmente ellos se percibieron más capaces aparentando desaparecer entre el tumulto de su derredor. De este punto ellos podrían observar seguramente en lugar de exteriormente participar en muchas interacciones. Podría tener que ver con un sentimiento incluso de que ellos no eran tan populares como otras personas o amigos. En el caso de mujeres, ellas pueden haber suprimido su crecimiento exterior y apariencia inconscientemente debido a esto. Ellas empezaron a representar un papel socialmente aceptado como un carácter de apoyo, en lugar de una estrella.

La confusión acerca de si desarrollar más allá físicamente y entrar en el foco, o el centro de atención se percibe más amenazante que el consuelo de apoyar a otros. Este nivel de consuelo se relacionó entonces a la interacción entre los mismos sexos o el sexo opuesto y acaba en la incertidumbre de si es aceptable desarrollarse más allá físicamente. Esto producirá un estancamiento en cualquier desarrollo físico extenso a su vez

Confusión

Una mujer joven puede haber tenido una opinión o creencia que "estaba en sus genes" el volverse eso qué otros podrían describir como una mujer vivaz o sexy. Cuando ella no empezó a desarrollarse tan pronto o rápidamente como ella esperó que lo haría, causó confusión. Puesto que no había ocurrido dentro de lo que ella percibió como horario apropiado, entonces quizás no habría nada. Basado en esta confusión, ella cambió su creencia y se enfocó en un nuevo resultado. Quizás ella adoptó el deseo de encajar en un molde más delgado o la figura atlética.

La confusión a una edad temprana puede tener lugar a menudo con un involucramiento en los deportes. La muchacha disfruta los deportes, aunque ahora nota que cuando otras muchachas empiezan a desarrollar figuras bien formadas que se les trata diferentemente, o se identifica por tener los rasgos diferentes, fuerzas o cualidades no asociadas con deportes. Esto podría tener un efecto duradero en el esfuerzo de mantener 'la imagen atlética' lo que podría incluir pechos más pequeños o un aire de una figura masculina.

Podría haber una combinación ciertamente de más de un problema. Sin embargo, a menudo esto crea confusión acerca de si allí surge o no lo que es considerado como una figura más femenina o más atlética.

Protección / Trauma

Protección de abuso sexual o cualquier tipo de atención que puede haberse interpretado como abuso. Escoger el no parecer más desarrollada o más femenina para evitar tal tratamiento. Esto puede producir a menudo también ganancia de peso excesiva. Esto puede ser para protección o ayudar esconder al individuo dentro del cuerpo físico. Quizás es algo que ha sido un problema a largo plazo o el dolor emocional continuo.

Puede existir la posibilidad de una equivocación de concepto al percibir una conducta o comportamiento. Lo que puede haber sido una conducta indemne, no-amenazante se puede haber interpretado mal y puede haberse producido un desarrollo físico indeseable. Aunque puede tener mucho tiempo desde que esta conducta se detuvo, ha quedado grabado en la memoria. Basado en ese recuerdo, se ha creado una decisión o la creencia limitante. Des encubriendo este recuerdo e identificándolo claramente como una causa, nosotros podemos modificar la conducta que proviene de la aceptación de éste. Esta conducta puede incluir ciertamente manifestaciones físicas.

Sentirse Indigno

Un sentimiento de indignidad podría ser el resultado de una mujer en edad muy joven que se siente que no era digna o tan valioso como otros o era como para no ser tan merecedora de cosas como otras personas. Éste puede haber sido el resultado de una retroalimentación de los padres, parientes, y hermanos. A menudo pueden ser los resultados del continuo reprenderle de otras personas en la familia. Quizás fueran bromas cuyo significado o intención fue solo para ser fastidioso, pero exteriormente se manifestó en una represión de manifestación física en el cuerpo de la mujer.

También podría ser el resultado de sentir que ella no pudo mantener las expectativas puestas en ella de constantemente intentar obtener algo pero de nuevo se siente que no es justamente digna de todos los premios o beneficios de ser una mujer físicamente atractiva. Cuando nosotros desenmascaramos estos tipos de creencias, y los eliminamos, el cliente empieza a menudo a experimentar una nueva vida. De repente las cosas a las que ella creía no era digna, se vuelven accesibles fácilmente. Casi triviales o comunes en el futuro. La persona siente que ha aumentado el valor de aquello a lo que esta contribuyendo. El cliente a su vez empieza a contribuir más en cada aspecto de su vida y hacia alrededor de aquellos que forman parte de ésta.

Apreciación reflejada

La apreciación reflejada es el caso en que a menudo un individuo ha creado una decisión, creencia o estructura limitada de las creencias instaladas por la opinión recibida de las personas significativas en su vida. Miembros de la familia, padres, o quizás un novio que puede haber hecho comentarios o referencia al tamaño del pecho de una mujer o su forma o una opinión de lo que era ideal. Tales declaraciones pueden haber sido instrumentales creando el auto-concepto de la mujer acerca de lo que es ahora su definición de femenino o deseable.

Cuando la mujer continúa recibiendo una opinión de aquellos alrededor de ella se identifica con tal. La mente inconsciente hace su parte provocando que el cuerpo físico responda a las percepciones que sostuvo. Estas percepciones pueden permanecer a un nivel inconsciente aunque la opinión consciente de la mujer puede haber cambiado acerca de lo que es aceptable o deseable. La mente inconsciente mantendrá la decisión más temprana para mantener el cuerpo en una cierta forma hasta las que direcciones específicas para alterar este plan se dan. Esta creencia puede ser muy fuertemente sostenida y por consiguiente muy resistente al cambio.

Competencia

Competencia entre los miembros de la familia, hermanas y novias. Competencia social para ver quién podría aparecer como los más maduros o quienes se desarrollaron más. ¿Quién podría aparecer más femenina? ¿Quién podría conseguir la mayor atención y es el más popular? Los resultados de estas interacciones instalan a menudo creencias que forman el auto-concepto.

Esto es algo que bastante a menudo ha sido basado en la forma de la figura de una mujer o el tamaño de los senos de una mujer. Podría provenir de cuánta atracción que ellas reciben de los hombres a edades tempranas. Realmente la competencia entre ellas y otros pueden parecer tan extremos que la manera que escogen para lidiar con la situación es colocarse atrás de la competencia y permitirles a otras muchachas tomar el liderazgo.

También es posible que la ganancia secundaria pueda entrar en juego. Una muchacha joven puede encontrar que ella recibe más atención, aunque expresada como simpatía, de los miembros de la familia o de otros amigos para aminorar su incapacidad de lidiar con la competencia.

Típicamente, el conocimiento de la decisión para suprimir el desarrollo físico es inaccesible en un nivel consciente.

Resentimiento

A menudo el resentimiento puede empezar a una edad muy temprana. Una muchacha puede haber comprendido que las mujeres alrededor de ella, involucradas en su educación o disciplina pueden haber estado tratándola de una manera que ella encontró inaceptable. Debido a esto ella puede haber escogido ser diferente a ellas.

Muchas veces puede ser el resultado de celos hacia la madre o de la figura femenina o materna. Si esta figura femenina estuviera llena o pasada de peso o de busto grande hizo que la muchacha pueda haber escogido reprimir sus propios cambios físicos. En algún punto ella puede haber tomado una decisión, no necesariamente una consciente, para parecer tan diferente como fuera posible de la mujer ella estaba resintiendo, escogiendo no estar de forma alguna como ella absolutamente.

Esto, a su vez, pudo y se manifiesta en una forma física completamente diferente. A menudo nosotros vemos esta diferencia entre las hermanas en la misma familia. Había mucha rivalidad quizás o rabia entre dos hermanas. Después en la vida esto se expresa a menudo en declaraciones como "una mujer consiguió todas las miradas y la otra nada". "Mi madre y hermanas son bien dotadas; Yo apenas y conseguí algo" o "simplemente me quede fuera del reparto."

Modelo De identificación

Todos nosotros crecemos identificándonos con ciertas personas. Nosotros podemos idolatrarlos o podemos usarlos como modelos de conducta. Muchas veces hay un fuerte deseo para identificarnos con o querer estar como esa persona que nosotros podemos empezar a parecernos a esa persona físicamente en realidad. Nosotros podemos empezar a asumir sus rasgos o cualidades. Algún modelado se hace conscientemente, quizás adoptando un cierto estilo de vestir, peinado, manera de hablar, caminar o llevarse a sí mismo.

También es posible asumir o desarrollar los rasgos físicos de un modelo de conducta. Como en el caso de una muchacha joven cuyo modelo de conducta o físico puede ser más bien de busto pequeño, ella puede encontrar que de hecho su desarrollo físico se parece a ese de su modelo. El concepto sigue, una persona joven cuyo modelo exhibe rasgos físicos como tener sobrepeso o peso insuficiente, calvo, prematuramente canoso, o por debajo de la altura media, bien formado o con todas las curvas de un pedazo de madera, también puede desarrollar esos mismos rasgos físicos.

En algunos casos el modelo de una muchacha podría haber sido un hombre, un padre, tío, hermano, abuelo o un entrenador. Tempranamente, ella se puede haber representado como ser un 'tomboy'. En el futuro, otros expresan la opinión de que es tiempo para ella de crecer y le piden evitar juegos rudos con los muchachos, vestir y actuar apropiadamente. Ya no le es permitido divertirse tanto como ella acostumbró, puede haber escogido reprimir el desarrollo físico exterior. Suprimiendo lo que podría haber sido considerado en el futuro como una bien formada o curveada figura que tanto ella como las personas identificarían como ser sumamente femenina.

Conclusión

Como puede ver, todas estas creencias limitantes o decisiones se hicieron temprano en la vida. Hecho, típicamente, en un momento anterior a la pubertad (a menudo anteriores a la edad de siete años), a una edad en la que el cuerpo estaba empezando a desarrollarse. Finalmente, la creencia limitante se creó coexistente con la fabricación de una decisión acerca de la auto-adecuación de desarrollar cualquier rasgo físico particular.

Capítulo Cuatro

Consideraciones Emocionales y Psicológicas

En los primeros tres capítulos cubrimos "Mente-Cuerpo", la creación y mantenimiento del auto-concepto y auto-estima y las causas de las decisiones y creencias limitantes. No es ningún accidente que nosotros hayamos cubierto estos temas en este orden. Es nuestra creencia que debemos tener primero una comprensión completa de la reserva mental de un cliente y su estado emocional. Necesitamos entender la razón que motivó al cliente para vernos a nosotros ahora. Los cambios que necesitan tener lugar para permitir el progreso y obtener el resultado deseado. En el Capítulo Nueve, nos dirigiremos específicamente a completar una forma o cuestionario inicial para asegurarse que tanto el cliente como el terapeuta están en común acuerdo de sus intenciones y resultados deseados.

En primer lugar, una persona que tiene un auto-concepto bien-equilibrado y una auto-estima positiva tiende a ver el mundo de una manera positiva. Todos nosotros tenemos la tendencia a pensar que otras personas piensan como nosotros lo hacemos. Por consiguiente el individuo que se siente deprimido o tiene una opinión pobre de él o ella mismo creerá que otras personas le ven de la misma manera. Ellos pueden creer que ésa es la manera normal de ser y no tienen nada más con que comparar. Esto se caracteriza con el refrán "Usted no sabe, lo que usted no sabe."

En contraste, un individuo con un auto-concepto positivo y la auto-estima en alto tenderá a sentir que otras personas les ven favorablemente y que las personas se sienten en general muy positivas sobre ellos.

Es por consiguiente nuestra meta en El Programa "Moldea Tu Cuerpo"® permitirles la oportunidad de crear una auto-imagen un auto-concepto y auto-estima más positiva a nuestros clientes. Desarrollando un auto-concepto positivo ellos tenderán a verse más positivamente, así como el mundo alrededor de ellos. Personas que ven a sus ambientes y las personas alrededor de ellos como algo favorable, positivo y motivante aventajarán, en general, en otros aspectos de sus vidas y específicamente dentro de El Programa "Moldea Tu Cuerpo"®

Ejercicio

Piense en un momento en su vida cuando usted se sentía muy positivo y muy apoyado por aquellos alrededor de usted. Había quizás una tarea, un proyecto o un objetivo que parecían ser un obstáculo que agobiaba en ese momento. Sin embargo, debido al apoyo de aquellos alrededor de usted y su estímulo, usted se encontró de algún modo con la habilidad de lidiar con la tarea. Si era debido a su propia habilidad o simplemente el sentimiento de satisfacción que cuando usted terminó el proyecto finalmente, había también posiblemente un cierto sentido de goce como acompañamiento a la realización de la tarea.

Una persona nutrida por el apoyo que recibe de aquellos alrededor de él y que se siente positivo sobre sí mismo tiende a tener más energía y un deseo mayor para continuar con el programa y ver el resultado con una luz positiva. Ellos, por consiguiente, tenderán a dedicarle más energía, con una cantidad mayor de entusiasmo y devoción al proyecto.

Usted puede escoger contrastar esta experiencia con otro momento en su vida cuando usted sentía que estaba solo o no tenía el apoyo de otros. Quizás en algún momento cuando usted sentía que había algo que tenía que hacer y por consiguiente puede haber tendido a aplazar. Esto lo podría haber llevado a sentirse un poco menos que motivado a involucrarse en el proyecto. Finalmente, esto puede producir resultados equivalentes al esfuerzo menos competente.

Si usted fuera a mirar hacia atrás en cualquiera ó ambas de las dos ocasiones o quizás en algo que está sucediendo actualmente en su vida, puede comprender que usted buscó retroalimentación en su actuación. Usted puede tender a sentir que otras personas o reflejan el mismo nivel de importancia o la misma cantidad de trivialidad hacia su proyecto basado en su propia presentación de la idea.

En contraste, considere algo sobre lo que está entusiasmado. Algo que usted puede ver como positivo. Algo que usted deseó hacer y encontró que aquellos alrededor de usted estaban a favor y lo animaron. Puede encontrar que siente a todas las personas alrededor de usted sonriendo y están viéndolo en una mejor luz. Ahora miremos su opinión personal.

Todos hemos tenido la experiencia de despertar por la mañana y encontrarnos con que preferimos quedarnos en cama que levantarnos y enfrentar el mundo frente a nosotros. Quizá esto sea debido a algo que pasó recientemente o algo que sentimos está inminentemente en el horizonte. En días como éstos tendemos a menudo a tomar una vista más negativa de todo. Nada parece ir correcto. Desde la manera en que nuestro cabello luce hasta nuestra opción de ropa y la manera que encaja. Incluso nuestra apariencia física parece desagradarnos. Esta apreciación negativa de nosotros mismos puede llevarnos a la certeza de que otras personas nos perciben de la misma manera.

Existen también esas mañanas cuando despertamos excitados sobre algo, quizás algo que va a pasar o algo que simplemente ha pasado. La experiencia o la anticipación nos ha permitido sentirnos más bien exaltados. Notamos que las personas alrededor de nosotros responden más positivamente, más alentadoramente. Quizás vemos más sonrisas, más reconocimiento y aceptación de otros. Éstos son días que parecemos tener más energía o encontramos que es más fácil de lograr más, acompañados con un sentimiento positivo global.

A menudo intentamos reproducir estas experiencias. A veces es una cuestión de regresar al mismo lugar donde nos encontramos a alguien, o diciendo las mismas cosas o discutiendo los mismos temas. Intentando evocar quizás cómo sonreímos o cómo nos comportamos ese día, quizás incluso ir al extremo de llevar la misma ropa que llevamos en esa ocasión tan positiva y esperamos repetirlo... buscando la misma cosa que hicimos ese día diferentemente. ¿Por qué fue que nos sentíamos tan positivos? ¿Por qué fue que todo entró en su justo lugar? ¿Por qué fue que no importó lo que hicimos todo resultó simplemente bien? Sin embargo, la comunicación es irrepetible. Cualquier cosa que se hizo, se hizo; cualquier cosa que ha pasado, ha pasado. Intente todo lo que quiera, no podemos reproducir una experiencia anterior, tanto y tan estrechamente igual como sea posible imitarla, nunca lo haremos exactamente igual de nuevo.

Cuando sostenemos una actitud positiva, otros nos ven más positivamente. Tendemos a sentirnos más positivos. Algunas personas explican que hacer o como vestir para el éxito o vestir para sentirse bien. Vístase de la manera que le gustaría sentirse. Tenga, exprese la actitud que le gustaría tener. Otros pueden expresar la opinión de que usted simplemente está jugando o está actuando. Sin embargo, usted encontrará que si se pusiera la ropa que disfruta lucir, pone una sonrisa en su cara, exhibe una mirada de confianza mientras va comportándose de una manera segura, otros lo verán como seguro. Como otros lo perciben, y responda usted esa manera, usted tenderá a asumir aun más rápidamente esas tendencias. Y quizás antes de que usted lo reconozca, antes de que usted igualmente comprenda, usted ha estado todo el día muy seguro y ha afectado a otros en una manera interactiva y de una misma manera positiva. Esto puede sonar sobre simplificado y demasiado fácil de creer y enfáticamente los resultados de las investigaciones que muestran, de hecho, las personas que perciben a otras personas como competentes son más atractivas, más accesibles, y más amables.

La mayoría de las personas también tienden a ser más atraídos por las personas que perciben en alguna magnitud como parecidos a ellos. Piense en las personas con quienes usted se asocia. ¿Deténgase un momento y piense, "me apoyan mis amigos y socios totalmente en mis esfuerzos?" "Tienen perspectivas positivas a la vida activas y funcionando?" "Son entusiastas y están a mi favor?" O, son las personas con las que usted se asocia con una conducta diaria más negativa? ¿Tienden a dar más críticas que alabanzas? ¿Y, en ese caso, se encuentra usted siguiendo el patrón y comportándose en mucho de la misma manera?

Los resultados de la investigación llevada a cabo por profesionales en el ramo emocional muestran que un mínimo de tres segmentos positivos de retroalimentación o información por cada segmento de crítica constructiva, seguido una vez más por retroalimentación positiva y el refuerzo produce un ambiente fecundo para el cambio. Esto es conocido en ciertos campos de estudio como ' la retroalimentación del sándwich'. El intercalar una crítica entre las cosas positivas permite aceptar la crítica más fácilmente y una sugerencia para mejoras será más fácilmente adoptada. Esta técnica es también una manera muy productiva de mantener retroalimentación en cierto modo hacia otras personas que saben que están haciendo las cosas bien.

Contrasta este concepto la manera en que muchos de nosotros fuimos criados: simplemente diciéndosenos lo que habíamos hecho mal y recordándonos, a menudo repetidamente, que habíamos vuelto a hacer algo mal. Tristemente, incluso nuestro sistema educativo promueve esta actitud. Nos dicen en cuántas cosas hemos fallado en lugar de cuántas cosas hemos hecho correctamente. Quizás, si recibiéramos un 78% en una prueba, se nos recalca y se amplifica el hecho que fallamos 22, en lugar de que estuvimos correctos en 78.

La sociedad occidental es principalmente adicta a encontrar faltas o dirigir siempre el reproche. Unos haciendo sentirse menos a otros para sentirse mejor ellos mismos. Usted probablemente ha experimentado en algún momento esto en su vida. Alguien le dice cómo o cuan mediocremente usted ha hecho algo o cómo eso era "malo" o cómo usted "debería" haber hecho algo más. Considere cómo eso mismo es tan diferente al recibir alabanza en la ocasión que usted hizo algo extremadamente bien, o, incluso darle alabanza y retroalimentación positiva por cosas hechas experta y competentemente, incluso cosas que se podrían haber esperado de usted.

La retroalimentación positiva es a menudo recíproca. Agradezca a alguien por abrir una puerta o por servir una taza de café. Usted realmente conseguirá a menudo una linda sonrisa o un guiño del ojo; una aceptación; un sentimiento positivo.

Probablemente todos nosotros hemos entrado en contacto con personas que, siempre que los vemos, tienen una sonrisa en su rostro y algo positivo que decir. Disfrutamos estar alrededor de esas personas. Éstas son las personas que nos apoyan. Éstas son las personas que buscamos a menudo cuando nos estamos sintiendo deprimidos. Éstas son las personas que nos ofrecen inspiración.

También estamos bastante conscientes de esas personas que de forma consistente nos dan una crítica negativa. A pesar de nuestros más grandes esfuerzos comprendemos que todo lo que vamos a recibir de ellos son contestaciones negativas. ¿Hay algunas personas incluso que, a pesar de que pudiera habérsenos reconocido por haber creado paz mundial, haber contribuido por acabar con el hambre del mundo o porque creamos una nueva vacuna que inmunizaría contra cualquier tipo de enfermedad; a pesar de todos esos grandes logros, la persona todavía nos diría, "Bien, pero porqué lo hizo usted de ESA manera?"

A lo que nosotros estamos dando énfasis aquí es a las opciones. La ventaja de escoger el tener una perspectiva positiva. Todos nosotros tenemos opciones todos los días. Escogemos momento a momento. Escogemos ser la causa en nuestras vidas, o recíprocamente, afectados por las personas y situaciones presentadas en nuestras vidas. Muchas personas pasan por sus vidas enteras siendo el 'efecto'. Ellos siempre tienen una razón o excusa del por qué no pudieran hacer algo. Ellos eran incapaces de hacer esto o incapaces de aquello que porque si el, porque si ella, porque..... Si sólo yo tuviera... tal y cual me hizo... yo no podría hacer tal cosa porque...

Si nos damos la vuelta a la ecuación y nos vamos del lado del efecto al lado de la causa de repente nos encontráramos con que muy posiblemente permitimos a alguien afectarnos; o que nosotros permitimos a otros desviar nuestro camino, podriamos encontrarnos conque regalamos el don de ser responsables de nuestras propias vidas.

¿Hacia dónde nos lleva todo esto? ¿Repasando el modelo básico de causa y efecto, considere que cuándo nos encontramos siendo la causa en nuestras vidas, nos encontramos que tomamos el mando completo y que s somos, de hecho, responsables... y qué es lo que significa ser responsable? Significa que somos capaces de crear una conducta y que, como seres humanos, escogemos nuestras conductas. Es así de simple.

Algunas personas serían capaces de aceptar responsabilidad por todo, incluso el tráfico pesado de la de hora de salida en la autopista. Eso puede parecer un poco improbable. Sin embargo, esas personas sienten de verdad que son la causa y son responsables de sus vidas. Cuando usted se encuentra a semejantes personas, puede encontrarse con que son muy positivas, muy motivadoras. Usted no puede comprender de hecho que es lo que los separa de otros, pero hay algo que le gusta. ¡Quizás es justo el hecho o el sentido de que realmente se gustan a si mismos... y ellos son responsables de eso también!

En nuestra sociedad se ha puesto también de moda que sea aceptable que nos auto-humillemos. Para hacer hincapié en lo que hemos hecho mal o cómo no lo hemos hecho, cómo no hemos logrado algo. Así fuera a conseguir esa promoción, o ese nuevo automóvil o las calificaciones en la clase. Es bastante aceptable auto-humillarnos. En algunos respectos y en algunos casos, se espera casi como un hecho.

Sin embargo, dele la vuelta a eso un momento. Piense cuán aceptable es para usted y cuando fue la última vez que realmente se sentía bien sobre algo que había hecho. Algo que había logrado. ¿En lugar de expresar cuán contento estaba con usted mismo y lo hábil que es y que hizo un buen trabajo, lo que hace es minimizar su logro o se disculpa o dá alguna clase de excusa por su habilidad?

Las auto-humillaciones tales como: "Bien, esto es debido a que las otras personas involucradas con el proyecto lograron que este saliera tan bien". "Cualquiera podría hacer lo mismo".

"Yo apenas resulte estar en el lugar correcto en el momento correcto". Se ha vuelto socialmente aceptable.

Si ha tenido la experiencia alguna vez de trabajar con modelos profesionales o atletas profesionales, bastante a menudo las personas sienten que ellos tienen un aire bastante arrogante, esnob o una actitud de "alzado". A menudo eso es debido a que en las conversaciones donde alguien puede decir, "Usted hizo un trabajo maravilloso con eso". Y ellos responderán con, "Sí, yo sé". Ellos están muy seguros. Ellos aceptan su alabanza y ellos comprenden que es verdad... aceptan sus capacidades y valores como una verdad. Ellos se ven como un ser muy competente. Saben que son muy buenos en lo que hacen. Al contrario de las muchas personas que pueden auto-humillarse, estas personas aceptan abiertamente un cumplido Usted puede sentir que ellos son bastante alzados porque reconocen cosas positivas sobre ellos. ¿Y acaso, no es esa la manera que debería ser?

Ejercicio

Aquí le ofrecemos un ejercicio en el que podría querer participar ahora o más tarde, o utilizar con clientes futuros. Pídales a sus clientes hacer una lista, por escrito, de diez cosas positivas de lo que les gusta de ellos mismos. Ha sido nuestra experiencia que si les pidió anotar diez cosas que no les gusta de ellos mismos, ésa es a menudo una tarea realmente fácil. Ellos pueden decir que pudieran escribir 20 o 25 cosas tan fácilmente. Luego, pídales que escriban 10 cosas que les gusta realmente de ellos. Usted a menudo puede encontrar que es bastante más difícil. Será muy fácil para otras personas ver cosas o presentar 10 cosas que les gusta de alguien más, pero para realmente lograr que alguien llegue a aceptar que ellos digan, "Sí, me gustan estas cosas de mí mismo" es un muy valioso ejercicio. Usted pudiera extenderse y pedir 20 o 25 cosas que les gusta de si mismos. Si eso empieza a parecer una tarea demasiado difícil, podría pensar en alguien a quien usted admira o respeta o quién está en compañía de y de cuya compañía usted disfruta y empiece escribiendo las 10 cosas que le gusta de ellos. Y, entonces mire esa lista y averigüe si le gustan esas mismas 10 cosas de usted. O, existen más cosas que le gustan que lo encuentra que la lista. O, hay cosas en esa lista que no aplican a usted?

Una vez más, tendemos a disfrutar la presencia de las personas quienes percibimos ser como nosotros, ya sea el estilo de ropa ellos llevan o la manera que estila su pelo, podría ser su opción en música o el tipo de automóvil que manejan o los libros que están leyendo. La persona que siente que tiene muy pocos amigos o que es bastante tímida o introvertida, puede hacer una pausa buscar que es lo que ellos reflejan o expresan no-verbalmente en sus vidas. Si se encuentran a si mismos siendo inaccesibles, quizás procurarían observar lo que es diferente sobre alguien que ellos consideran accesible. ¿Exhibe esa persona características que les gustaría probarse? Pregunte lo que pasaría si ellos fueran a hacer esas mismas cosas.

Ejercicio

Escoja a alguien que usted admira, alguien de quien tiene un sentimiento positivo y haga una lista de las cosas que le gusta de aquella persona y vea cuántos de esos rasgos posee y cómo haría para poseer los otros. Usted puede encontrar que si empieza a llevar el estilo de ropa que le gustaría de verdad llevar puede empezar a sentirse, actuar o responder a sí mismo de maneras diferentes, así como encontrará a otros respondiendo de ese cierto modo como a usted le gustaría que le respondiesen. Un simple cambio al principio solamente. Recuerde, confianza y actuación... si fuera menester, actúe la parte de la persona que le gustaría ser, de hecho, vuélvase la persona que usted quiere ser.

Nosotros hablamos sobre auto-estima en el Capítulo Uno. Comprendemos que somos el resultado ecléctico, bastante a menudo, de la apreciación reflexiva de las personas alrededor nuestro. Estas creencias básicas y rasgos se establecieron en alguna parte entre o antes de la edad de 4-7 años. Como John Piaget, el psicólogo del niño dice, "Si usted piensa y recuerda la edad de cuándo tenía entre 4 y 7 años, era capaz de fabricar los tipos de decisiones que haría hoy sobre su vida?"

Piense en eso un momento. ¿A usted o a su cliente le gustaría tener una criatura de entre 4 y 7 años entrar y dictarle lo que espera de usted en su vida, lo que le gustaría que hiciera, cómo debe actuar o debe actuar recíprocamente con otros? Quizás no. Lo que nosotros le ofreceríamos es que aproveche la oportunidad de realmente parecerse a quién le gustaría ser ahora. Tome una decisión muy consciente sobre eso y mire los tipos de conductas que usted ha desplegado durante los años. Pregúntese, "Cuándo decidí yo comportarme de esta manera?" "Estoy haciendo esto porque alguien más sentía que ésa era una manera apropiada de comportarse?" Se pregunta lo que pasaría si usted cambiara?. ¿Qué estaría perdiendo? ¿Qué estaría ganando? ¿Está dispuesto a hacer eso ahora? Puede encontrar que la auto-imagen más positiva que tiene, aun cuando parece al principio un poco antinatural o un poco copiada, planeada, que cuando usted entra a jugar ese papel, se encuentra más cómodo. Puede, de hecho, encontrarse con que otras personas responden bastante diferentemente a usted. Particularmente, las personas que han estado poniéndolo en ridículo por toda la vida o las personas que han estado pisoteándole o las personas que han estado intentando sentirse mejor sobre ellos mismos o sus propias limitaciones señalando siempre sus propias fallas. Usted puede descubrir un nuevo grupo de amigos o colegas. Puede empezar yendo a lugares incluso donde le gustaría realmente estar en lugar de esos lugares a los que ha ido porque otras personas con las que se asoció van allí.

El cliente que viene a verle, o quizás usted mismo, está estudiando este tipo de trabajo porque desea tener un cambio en su vida. Desea tener una vida mejor. Comprendiendo que, como se señaló anteriormente, si todo fuera simplemente perfecto en su vida, entonces tendría muy poca motivación para cambiar.

Es dudoso que algún día verá a un cliente entrar a su oficina que le dirá, "Sabe, tengo una relación perfecta y estoy ganando la cantidad perfecta de dinero y estoy haciendo la cantidad correcta de ejercicio y recibo alta estima y aprecio de otros. Me siento completamente maravilloso en cada lugar donde voy y en todo lo que hago". Si se encuentran así y son congruentes, usted podría preguntarles simplemente qué o como es exactamente que hacen eso. Usted querría aprender su estrategia y cómo instalarla en usted y en otros. Nuestra conducta puede percibirse como positiva o negativa o quizás, mas bien, simplemente de algún modo valiosa. Nosotros discutiremos "NLP"(PLN) y como hacer esto, en el Capítulo Cinco.

Otra cosa que ese individuo hipotético, que puede o no entrar en su oficina, quiere aprender o saber es como lograr lo que le gustaría poseer; lo que realmente quiere recibir de la vida; lo que está dispuesto a dejar para tener algo.

Considere que la mayoría de las personas sienten que pueden identificar dos categorías básicas de experiencias dentro de sus vidas. Ellos o tienen una experiencia buena o mala. Ahora, las experiencias buenas son cosas que a la mayoría de las personas le gustaría repetir. Como volver a visitar un restaurante donde ellos pasaron un buen rato, o quizás, habiendo pasado un buen rato con alguien escogen pasarse tiempo de nuevo con ellos. Quizás compraron una marca particular de automóvil, tuvieron muy buena suerte con él y comprarían esa marca de automóvil de nuevo. Ésas son todas buenas experiencias y pueden ser consideradas experiencias que vale la pena repetir.

Quizás por otro lado, usted fue a un restaurante en el que usted paso un momento poco agradable o salió con alguien cuya compañía no disfrutó o compró una marca particular de automóvil con el que tenía muchos problemas. Muchas personas verían aquellos como las experiencias malas.

Sin embargo, me gustaría proponerle esta posibilidad... esta alternativa u opción. Las experiencias buenas, son cosas que escoge hacer de nuevo y las experiencias malas son típicamente eventos o una cadena de eventos que ha escogido no repetir. Usted realmente podría considerar que ha aprendido de lo que ha llamado experiencias malas previamente. Habiendo aprendido de ellas usted ha escogido no repetirlas. Algunas personas dirían que está aprendiendo de sus errores. Mientras esto es verdad, yo le pediría que no-solo evaluara el aprendizaje como una cosa buena o una cosa mala. La mayoría de las personas escogerían poner el aprendizaje en una categoría positiva siendo que aprender es, de hecho, una cosa buena. Pero si usted está teniendo experiencias malas que están sirviendo como experiencias de aprendizaje, realmente podría querer re-categorizarlos como tener experiencias buenas y las experiencias de aprendizaje. Si nota que esto funciona para usted, como para la mayoría de las personas, puede comprender que siendo que aprender una cosa buena, está teniendo experiencias buenas y experiencias buenas realmente. Para finalizar, el caso es que, usted sólo está teniendo experiencias buenas.

¿Por que, y cómo escogería usted responder a sus experiencias? ¿Positivamente? Eso esperamos. Porque ojalá usted comprende ahora que todas sus experiencias son experiencias buenas. Parecería auto-derrotante tener más bien experiencias de otro tipo. Particularmente cuando ellas son todas positivas, experiencias buenas. Cuando ve el mundo de esta manera y a los otros de esta manera y todas sus experiencias de esta manera, encontrará que usted está respondiendo al mundo de una manera positiva. Las personas responderán a su vez a usted de una manera positiva. Incluso sus opiniones de otros se pondrán más positivas. Cosas así forman la cadena de eventos positivos retribuyéndose mutuamente... usted pensando positivamente y viendo a las personas positivamente y ellos viéndolo positivamente y permitiendo que tengan lugar los cambios.

El cambiar sus creencias o cómo ve e interpreta sus experiencias podría ser tan como fácil como cambiar de idea. Re-categorizar una experiencia o serie de experiencias simplemente, un gestalt de experiencias, puede descubrir que ha tenido una vida maravillosa. También, puede encontrar que simplemente presentando a menudo este re-enfoque a un cliente puede ser poderosamente impactante, particularmente para las personas que sienten que constantemente estaban teniendo malas experiencias. Pronto sus clientes empiezan a comprender que están teniendo experiencias buenas, que están tomando opciones en una luz positiva y encontrándolo todo mucho más fácil de aceptar, y viviendo una vida maravillosa. La opción que se le ha ofrecido a usted y su cliente ahora es que pueden cambiar simplemente de idea.

Aquellos quiénes han tenido entrenamiento en la Programación Neuro-Lingüística, comunicación interpersonal o comunicación humana pueden estar bastante familiarizados con esta teoría y es un concepto que ciertamente lleva tiempo siendo repetido después de todo, la redundancia mejora la exactitud. Discutiremos la utilización específica de repetición en El Programa "Moldea Tu Cuerpo"® en el Capítulo Nueve.

Ejercicio

Ya que ahora toma estos pasos para crear una auto-estima más positiva, usted puede encontrarse que es así de simple como ver el mundo desde una perspectiva positiva. Tómese un momento, siempre que tenga una opinión, una evaluación que podría hacer de alguien o algo, y haga una pausa para determinar si esa opinión o la evaluación esta basada en una creencia que ha escogido sostener. ¿De dónde vino? ¿De quien era la creencia antes de que fuera de él? ¿Le sirve? ¿Le ha servido bien en el pasado? En ese caso, sosténgala. Si llegase a encontrar, sin embargo, que quiere alterar o cambiar esa interpretación, puede descubrir que es ahora infinitamente más capaz de tomar sus propias decisiones sobre lo que escoge creer. Puede descubrir que es ahora capaz de basar sus creencias en lo que realmente está pasando en lugar de en una experiencia que tuvo en la niñez o en una opinión expresada por alguien más que, quizás con intenciones buenas, pero que por consiguiente le desanimó.

Oímos a menudo que las personas proclaman que son producto de su ambiente o su educación. Ciertamente, hasta cierta magnitud, estamos de acuerdo. También comprendemos que al decir eso significa que TODOS somos o podemos ser en la vida algo que se nos relega a una posición de animación suspendida. Hoy tenemos recursos increíbles a la mano para ayudarnos a generar un ambiente conducente al bienestar emocional y físico de todos.

Hay infinitamente más conocimiento disponible ahora en los campos del auto-concepto, auto-imagen, sicología y conducta humana de lo que estaba disponible durante la época de nuestros padres. Incluso en la librería donde se puede encontrar una copia de este libro, notará que las secciones sobre la auto-ayuda y la sicología, la salud y de aptitud son abundantes los títulos de libros escritos en estos asuntos. Los conceptos y actitudes encontradas hace sólo 20 o

30 años eran una minoría muy pequeña y están ahora disponibles para el consumo general.

"Podemos considerar que el proceso de crecimiento saludable es una serie interminable de situaciones seleccionadas libremente y podemos confrontar a cada individuo a cada punto a lo largo de su vida en la que él debe escoger entre los deleites de seguridad y crecimiento, dependencia e independencia, regresión y progresión, inmadurez y madurez". -Abraham Maslow -

Cuando revise las posibilidades y opciones que se le ofrecieron aquí, considere, si quiere, el Diccionario de Random House siguiente (1980) la definición: Revisión - "el re -", un significado del prefijo: de nuevo o nuevamente; "visión", significado del nombre: 1. el acto o poder de vista; 4. una concepción imaginativa o anticipación.

Considere echarle otra mirada al concepto que tiene de usted. Usted lo creó. Usted bien puede hacer una re-visión de él.

Este libro es un resultado eficaz de nuestra exposición a muchas teorías diferentes. Cerniendo a través de, repasando, probando y utilizando estas teorías variadas y conceptos, hemos encontrado que aceptando las premisas básicas de la mecánica quántica; entendiendo cómo ha creado su auto-concepto; cómo su auto-estima, en cualquier condición que sea el producto de su concepción de usted mismo y las creencias, a favor y las limitantes que sostiene sobre sí mismo y considerando la posibilidad de re-visar todos, usted ha tomado el primero y más grande paso para cambiar. Lo que le ofrecemos es recursos y técnicas con que efectuar el cambio que desea. Como siempre, la opción es suya.

No es una cuestión de decidir usar su imaginación. Usted hace. Usted es. Constante y continuamente. Es una cuestión de decidir que es lo que conscientemente imagina.

Capítulo Cinco

Hipnosis, PNL (NLP) y "Terapia De La Línea de Existencia" (Time Line Therapy) ™

II Desarrollo del El Programa "Moldea Tu Cuerpo"®

Hipnosis, trance, catalepsia, visualización, imaginación guiada o atención enfocada, los nombres pueden variar basado en el contexto en el que los individuos pueden escoger usarlos. Sin embargo, con el propósito de este libro, por favor siéntase libre de usarlos intercambiablemente, nosotros lo hacemos. Recuerde que los significados están en la mente de las personas, no en las palabras.

Hipnosis

La hipnosis es quizás uno de los términos y técnicas más mal entendidas en el área de terapia. Hipnosis, por definición es "un estado de atención enfocada". En realidad es un estado que siempre esta ocurriendo naturalmente. Todos nosotros pasamos el día entrando y saliendo del trance como una parte de nuestras vidas diarias.

La palabra "hipnosis" es derivada del latín, "Hipnos", que significa sueño. Éste es el término que James Braid acuñó para describir la técnica que él usó. La única conexión que el sueño tenía que ver con el proceso era que el paciente tenía sus ojos cerrados. Esto era una muy eficaz, aunque innecesaria técnica para permitirle al paciente enfocar su atención en las sugerencias que se le estaban dando. Con sus ojos cerrados el paciente era libre de distracciones visuales así como mayormente capaz de visualizar o imaginar las sugerencias ofreciéndosele.

Las personas que no entienden el concepto de hipnosis han creído mucho tiempo que es un proceso que se le hace a usted. Incluso hoy muchas personas sostienen todavía esta creencia. Desgraciadamente algunos individuos que abiertamente admiten usar técnicas hipnóticas creen que es algo que ellos le hacen al cliente. Sin embargo, el hecho es que toda la hipnosis es auto-hipnosis.

El mundialmente famoso Franz Anton Mesmer utilizó la sugerencia hipnótica para ayudar a sus pacientes en su recuperación. Mientras es cierto que Mesmer sentía que él estaba utilizando "Magnetismo Animal" para ayudar a las personas en sus necesidades curativas, él estaba usando realmente el poder de la sugestión. Mesmer construyó dispositivos detallados para pasar por encima de los individuos. Él incluso creó tanques para sumergir a sus pacientes. Finalmente él había refinado sus dispositivos tanto que él era capaz de "Magnetizar" áreas enteras. El paciente sólo necesitó de visitar estos sitios para sanar milagrosamente.

Como la reputación de Mesmer se extendió, lo mismo hizo su éxito. De hecho él tuvo tanto éxito en tratar a sus pacientes que los otros médicos de la época exigieron que el gobierno francés estableciese una consejo de investigación en sus métodos. Desgraciadamente los hallazgos del consejo concluyeron que "Ellos no podían ver nada sucediendo con los tratamientos de Mesmer". Basado en estos hallazgos es que la popularidad de Mesmer disminuyó. Él acabó siendo etiquetado como un fraude. Las personas de su época volvieron a aceptar las prácticas médicas "modernas".

Lo que el Dr. Mesmer realmente estaba haciendo era que estaba permitiéndoles a los individuos utilizar su propia habilidad de curación innata. Desgraciadamente entonces, así como hoy, la mayoría de las personas pusieron la habilidad de sanarse en las manos de alguien más. La reputación de Mesmer como revolucionario y exitoso permitió a los individuos interesados y creyentes a visitarlo y sanar a través de sus procesos.

Esto todavía es muy obvio hoy. Se encuentra que el usos de drogas placebo tienen un éxito en tratamiento entre un 40% a un 60% del tiempo. Éste es un ejemplo definido de hipnosis. Creyendo que algo pasará y experimentándolo entonces. La atención enfocada en el resultado deseado, mientras se va sosteniendo una creencia intensa en el proceso necesario para que él ocurra.

La hipnosis en sí es un proceso científico. Hay tres componentes básicos y necesarios para que la hipnosis ocurra. El individuo debe ser inteligente, imaginativo y debe tener deseo.

El individuo debe poseer suficiente inteligencia como para entender las sugerencias del terapeuta. Ellos deben poder enfocar su atención y concentrarse en la voz del terapeuta. Realmente, contrariamente a la creencia popular, entre más inteligente un individuo es, más fácil será que el sea hipnotizado. Ellos encuentran bastante fácil el relajarse y asimismo seguir las sugerencias del terapeuta.

Para ser hipnotizado un individuo debe tener una buena imaginación. Ellos deben poder crear un cuadro o imagen para asociar con las sugerencias. De hecho la palabra imagina significa "crear un cuadro/imágen ". Me gustaría señalar en este momento que esto ha sido una larga y favorablemente recibida aceptación o creencia. Sin embargo la investigación más actual apoya los hallazgos que los individuos pueden experimentar sugerencias de maneras únicas. Éste puede ser cuando un individuo crea un sentimiento o sonido para interpretar una sugerencia. En todo caso la experiencia es válida para el individuo.

Hay ningún modo correcto o incorrecto para experimentar o participar en hipnosis. Hay sólo la experiencia personal del individuo y no mas. Nosotros somos todos individuos, con valores y experiencias individuales. Compararse con otros es justamente solo eso, una comparación. No hay ningún modo correcto o incorrecto para experimentar o participar en hipnosis, de nuevo, es simplemente la experiencia.

El deseo que cada individuo tiene puede variar. Ellos pueden desear trabajar con un terapeuta, pero no otro. Ellos pueden desear trabajar en una área pero no otra. En todo caso un individuo no realizará ninguna sugerencia durante o después de la hipnosis que ellos no están deseosos de o dispuestos a hacer. En otras palabras, los valores de las personas no cambian durante o como resultado de hipnosis a menos que ese fuera su deseo específico de hacer antes de la sesión de hipnosis.

Esto es con lo que los doctores cuentan cuando ellos sugieren que usted "tome estas píldoras y se sentirá mejor por la mañana". Como un paciente usted tiene un deseo de sentirse mejor, por eso es que usted sigue la sugerencia y típicamente se siente mejor por la mañana. Sin embargo, a menudo el paciente que no está seguro del doctor, tomará las píldoras y no creerá que el doctor realmente entendió cómo el paciente estaba sintiéndose, y no recibirá el mismo beneficio por consiguiente del tratamiento como el paciente que estaba seguro del doctor.

De la misma manera un dentista puede sugerir, "Usted sentirá una incomodidad ligera". Esta sugerencia se usa para predisponer al paciente para experimentar lo que el dentista considero era apropiado en lugar de crearle una experiencia potencialmente mayor de incomodidad que el paciente puede atribuir a la experiencia dental.

En 1958 la Asociación Médica Americana AMA sancionó el uso de hipnosis. Esto probablemente se hizo sin el conocimiento consciente de que ellos siempre lo han empleado dentro de su práctica de medicina.

En el otro lado de la moneda, ha habido unas áreas en el mundo que han promulgado leyes para determinar quién puede practicar la hipnosis legalmente. Es infortunado que las agencias que gobiernan estas prácticas, a menudo tienen un conocimiento pequeño o incorrecto sobre la hipnosis. Como resultado esas áreas pueden sufrir dada la disponibilidad limitada de hipnoterapistas calificados.

Programación Neuro Lingüística (NLP)

Programación Neuro Lingüística ¿Se ha descrito PNL como "Un sendero de técnicas, llevando a resultados específicos?" Esta sobre-simplificación deja fuera muchos aspectos de PNL, incluso la importancia del lenguaje. Sobre todo la combinación de ambos, el uso y la interpretación del lenguaje a usarse. El desarrollo de PNL posiblemente puede ser una de las más grandes herramientas que se han puesto a disponibilidad de los terapeutas de esta década.

El campo de PNL fue desarrollado originalmente por Richard Bandler y John Grinder en los tempranos 1970's. Mucho de su trabajo fundamental estuvo basado al observar algunos de los más grandes terapeutas de nuestro tiempo. Individuos como Virginia Satir, Fritz Perls y el Dr. Milton Erickson. A través de una recopilación del trabajo de éstos y otros individuos, similitudes y diferencias surgieron, asimismo se observo y modelo as estos maestros de la terapia contemporánea.

Cuando las técnicas usadas se identificaron, fueron catalogadas. Después de catalogarlas se enseñaron. Después de estar enseñándose se observaron para catalogar su efectividad. Más allá de esto las técnicas se modificaron para aplicar su efectividad al máximo.

El término de PNL usado para este proceso es el modelar. El concepto básico de modelar está en observar grandeza; determinando el proceso usado, e instalando o enseñando el proceso a otros.

Modelar es solo un pequeño aspecto del cuerpo global de conocimiento contenido dentro del campo de PNL. Es sin embargo uno muy importante que nosotros utilizamos en El Programa "Moldea Tu Cuerpo"®

Otro aspecto de PNL es que las técnicas se desarrollaron para determinar cómo una persona ve o relaciona al mundo alrededor de si. Esto incluye determinar y utilizar la primacía del sistema de representación primario de una persona.

El modelo de PNL básico reconoce que los individuos poseen rasgos visuales, auditorios y kinestéticos. Hay ciertamente mucho más que esto. Sin embargo, éste es el modelo básico.

Entendiendo completamente y utilizando estas técnicas un terapeuta puede evaluar rápidamente el modelo que un cliente tiene del mundo. Entendiendo y relacionando el modelo del mundo de un cliente, un terapeuta puede ayudar entonces al cliente a lograr el mejor, más efectivo y más rápido cambio.

¿Se ha encontrado usted alguna vez a alguien que usted pareció aceptar al instante? Éste puede ser a menudo el resultado de establecer identificación en un nivel inconsciente. Este mismo nivel podría ser obtenido a menudo por un terapeuta que utiliza eficazmente las técnicas enseñadas en entrenamientos de PNL.

Quizás usted puede recordar un momento cuando usted se encontró a un individuo con el que usted se sentía menos cómodo, o pudiese parecer que se siente menos competente. Esto podría describirse definitivamente como una falta de identificación.

En cualquiera de los ejemplos anteriores, a través de un entrenamiento apropiado un terapeuta puede darse cuenta de las preferencias de los individuos. El conocimiento de estas preferencias le permite al terapeuta ganar identificación rápidamente con el cliente. La identificación ganada le permite entonces al terapeuta ayudar al cliente más rápidamente.

Uno de los aspectos más poderosos de la PNL es la comprensión y uso específico del lenguaje. Cuando usted logra dominio del lenguaje y los modelos del lenguaje es que usted será capaz reconocer así como ayudar a los clientes a manifestar cambio personal. Nosotros podríamos escribir capítulos e incluso libros en este aspecto de PNL exclusivamente. Esta información está disponible a través de muchas otras fuentes.

Como nosotros hemos señalado el cuerpo de conocimiento dentro de PNL es bastante grande. El campo constantemente está creciendo. Hay probablemente varios cientos de libros y material específicamente o estrechamente relacionado con PNL. Yo recomendaría que usted leyera tantos como usted pueda. Usted podría querer considerar consultar al Consejo Americano de Programación Neuro Lingüística (ABNLP) para recibir una lista de entrenadores en su área. Si usted no es un practicante certificado de PNL y tiene planes de trabajar con clientes, entonces recibir el entrenamiento resultará ser de un valor inestimable.

Varios individuos muy conocidos y técnicas han surgido gracias al estudio de PNL. Uno del más poderosos y efectivos a los que nos hemos expuesto a es la técnica llamada

"Terapia De La Línea de Existencia"" Time Line Therapy®

La "Terapia De La Línea de Existencia" fue desarrollada por el Dr. Tad James y el Dr. Wyatt Woodsmall. En 1988 ellos publicaron su primer libro titulado "Time Line Therapy And The Basis Of Personality" "Terapia De La Línea de Existencia y la Base de la Personalidad". El trabajo inicial que se introduce y se perfila aquí están disponibles únicamente en este, el único libro actualmente disponible en las técnicas. Sin embargo, los entrenamientos en esta técnica están poniéndose disponibles regularmente a lo largo del mundo.

Ha habido otros individuos que hablan sobre las líneas de tiempo. Éstos difieren de las técnicas bastante eficaces de "Terapia De La Línea de Existencia". Una distinción primaria entre las técnicas similarmente tituladas, como es expresado por el Dr. James, es que en "Terapia De La Línea de Existencia" el terapeuta trabaja con el cliente, en lugar de "haciéndole a" un cliente.

Una premisa básica de Línea de Existencia es que todos nosotros almacenamos tiempo y recuerdos de una manera única. A pesar de nuestra singularidad, estos recuerdos de naturalezas emocionales particulares se encuentran todos conectados en un tipo de gestalt. La raíz de este gestalt es un Evento Emocional Significante (EES) Cuando a un cliente se le instruye correctamente, el puede crear una experiencia de línea de tiempo universal. De esta reserva de línea de tiempo los recuerdos pueden guardarse o pueden experimentarse de una manera mental o física. Estos recuerdos pueden ser de esta vida, una vida pasada, o pueden pasarse genéticamente. Cuando la causa de la raíz de un sentimiento se descubre, puede modificarse o puede eliminarse muy rápidamente.

Las técnicas y procesos usados en "Terapia De La Línea de Existencia" que son por hecho de lo más eficaz que nosotros hemos visto, oído o experimentado. Las técnicas son en muchos casos los únicos remedios que nosotros estamos conscientes de poder manejar para poder eliminar o transformar muchas decisiones limitantes o creencias rápidamente. Un terapeuta especializado tiene una capacidad única para reconstruir el futuro de un individuo, para asistirle a que pueda lograr regeneración inmediata y el éxito y realización de los cambios deseados.

El campo de "Terapia De La Línea de Existencia" se está extendiendo rápidamente. Para beneficiarse totalmente de la tecnología más actual en el campo nosotros recomendaríamos que si usted planea trabajar con clientes para ayudarlos a conseguir el cambio deseado, que usted se vuelva un practicante de "Terapia De La Línea de Existencia" certificado.

Conclusión

Nosotros empezamos este capítulo con hipnosis. Ésta es quizás la forma más antigua de terapia. Nosotros continuamos con PNL que bastante posiblemente contiene las mejores y más ampliamente aplicables técnicas. Esto fue seguido por Línea de Existencia que se dirige a las más específicas técnicas para cambiar. Todas estas técnicas contienen aspectos entre si de cada una de ellas. Ellas son todas muy eficaces y son capaces de producir resultados confiables. Es el dominio y la utilización de estas técnicas que se nos han permitido el lujo de virtualmente tener un 100% de éxito con nuestros clientes.

Si usted planea en usar las técnicas contenidas dentro de este libro para trabajar en clientes, considere lograr un nivel de dominio antes de hacer alguna terapia. Nosotros sentimos no poder presentar más detalle en estas técnicas dentro de este texto. Sin embargo, sería imposible de cubrir todo el material adecuadamente sin escribir varios volúmenes. Hay numerosos libros escritos sobre Hipnosis y PNL afortunadamente. Muchos se listan en la sección de referencia de este texto.

Cuando nosotros empezamos nuestro trabajo en Hipnoterapia en 1974, había muy pocos centros de adiestramiento disponibles para enseñar hipnosis básica. Conforme la aceptación del campo crece, hace el número de institutos que ofrecen programas especializados aumente. El Programa "Moldea Tu Cuerpo"® ha surgido como uno de estos campos especializados de estudio.

Si piensa buscar a un terapeuta para trabajar con usted para asistirle en su cambio personal primero revise sus credenciales. Si es posible busque a un practicante de El Programa "Moldea Tu Cuerpo"®. Si usted como individuo o terapeuta desea conseguir certificación como practicante de El Programa "Moldea Tu Cuerpo"® se le exigiría cumplir las certificaciones siguientes: 1. - Un certificado como hipnoterapista y ser miembro activo de una organización de Hipnoterapia ampliamente reconocida. 2. - Ser practicante certificado de PNL y miembro de una organización ampliamente reconocida. 3. - Practicante certificado de "Terapia De La Línea de Existencia" y ser miembro activo de la Asociación de "Terapia De La Línea de Existencia". 4 - Un certificado del seminario de El Programa "Moldea Tu Cuerpo"®. 5. - sumisión de 3 historias verificables de casos exitosos.

Nosotros esperamos que aquellos de ustedes quiénes estén interesados en ayudar a los clientes seguirán estos cursos de estudio. ¡Si usted ya los ha hecho, felicitaciones! Si no, usted encontrará que el dominio de estas técnicas procurará el más exitoso cambio para su cliente y el uso más eficaz del tiempo de ambos.

Capítulo Seis

Teoría

Típicamente, aquellos individuos que consideran la cirugía cosmética se encuentran descontentos con uno o más aspectos de sus vidas. Ellos están buscando un cambio positivo en lo que se refiere a la calidad de su vida. En el caso de cambio físico incluirá a menudo cuidado de sus hábitos, componentes de su dieta, tipos y cantidad de ejercicio y a una proporción constantemente creciente, la cirugía cosmética selectiva. Algunos de los procedimientos regularmente realizados incluyen: estiramiento de la cara; restructuración de la nariz; liposucción e injertos salinos, de silicón o de colágeno.

Alterando la forma, contornos o cambiando la apariencia física de un individuo es algo que los cirujanos plásticos han estado haciendo bastante eficazmente y con éxito durante muchos años. Tan recientemente como 1990 más de 90,000 mujeres en California Del sur han tenido injertos de pecho de silicón. Recientemente la opinión se ha dado, y más ampliamente y recientemente se aceptó, que los injertos de silicón no son definitivamente la alternativa a ser utilizada en los esfuerzos por alterar la apariencia física existente. Ésta es una de las razones que nuestro programa se ha desarrollado y ampliamente se ha aceptado. Este rechazo del método tradicional de agrandamiento del pecho ha impulsado la búsqueda de más aceptables, más seguras, alternativas para hacer frente al deseo de dicho aumento de busto. Desgraciadamente la mayoría, si no todas, de estas prácticas quirúrgicas y procedimientos tienen sus inconvenientes. Más aun defraudarte es la existencia de volúmenes grandes de investigación en existencia que presenta los hallazgos que el cliente típico que se ha operado se operará en el futuro. Ésta es una clara indicación de que las necesidades reales de la persona son insatisfechas.

Los individuos utilizan estas cirugías en un esfuerzo por remediar las deficiencias percibidas en sus vidas. Estas deficiencias pueden ser a menudo el resultado de un auto-concepto bajo y/o la auto-estima baja.

Esto no decir que la única razón por la cual las personas consideran la cirugía cosmética es debido a un auto-concepto o auto-estima pobres. Hay fuertes indicaciones de que la revisión adicional de otros aspectos de la vida del individuo podrían salir airosos al ser evaluados sin embargo, ellos están considerando cirugía cosmética como una opción.

La motivación global que maneja al individuo para buscar cirugía cosmética necesita ser observada seriamente. ¿Qué o cual es el problema presente que el individuo está buscando suplir o superar? ¿Cómo perciben ellos que su vida cambiaria como resultado de la cirugía? ¿Por qué es que ellos no experimentan esas cosas ahora? ¿Sienten ellos actualmente que están al mando de su vida, o sienten que su vida es el resultado de factores externos (incluyendo el físico)?

¿Hace elegir cirugía que consigan sentir un sentimiento mayor de poder y/o del control de su vida? La respuesta a esta pregunta es sí. Si es que lo sea o no el individuo consciente de esto, la respuesta todavía es sí. De hecho el comando es una de las tres premisas que motivan a las personas tomar dichas decisiones

Control de mando, afinidad y afecto. Necesidades humanas básicas. Mando; para tener un sentido de poder personal o controla sobre los problemas en su vida. Afinidad; el deseo a ser reconocido como perteneciente a un individuo o grupo.

Afecto; sentirse amado, aceptado o importante a los ojos de otros.

Éstos son tres de las necesidades más básicas de un ser humano. Buscarlos es sólo natural. El logro de estos sentimientos es virtualmente un episodio intuitivo. Es ciertamente entendible el por qué un individuo buscaría tomar cualquier acción que el juzgara como requisito para cumplir estas necesidades básicas. La cirugía cosmética electiva se ha vuelto una avenida disponible y aceptable para los centenares de miles de individuos en busca de un mayor sentido de mando en su vida. Un deseo del que pueden estar consciente o inconscientemente alertas.

La opción de sufrir cirugía cosmética le permite en cierta medida al individuo una sensación de mando en su vida. Desgraciadamente los relega también para siempre a la realidad subyacente que ellos requirieron de la ayuda de alguien más para crear y proporcionarles los cambios deseados. El resto de su vida ellos pueden continuar percibiendo o reflejando sus éxitos y fracasos basados en el trabajo de un cirujano.

En contraste, El Programa "Moldea Tu Cuerpo"® se ha desarrollado para ayudar al individuo a lograr resultados comparables o incluso exceder los resultados físicos globales de cirugía. A través del uso de las técnicas en El Programa "Moldea Tu Cuerpo"® un individuo aprende técnicas para modificar los conceptos contenidos en la mente inconsciente. A través de modificar el concepto limitante previamente sostenido sobre decisiones o creencias el individuo es motivado a lograr los cambios deseados. En el caso de cambios físicos le ofrece un diario y constante recordatorio del poder innato del individuo.

Cuando individuos se han dado cuenta de que tienen la opción de encargarse de sus propias vidas, y se le dan técnicas, procedimientos y procesos para hacer aquellos, su motivación se intensifica y ellos expresan excitación en la aplicación de estas técnicas. Poniendo al individuo en contacto con sus propias necesidades, deseos, las motivaciones, sentimientos de logro, de su valor y coraje, los procedimientos y procesos presentados aquí tienen primacía sobre los cambios positivos y en la calidad global de sus vidas.

El Programa "Moldea Tu Cuerpo"® se ha diseñado para el individuo que ha tomado una decisión para efectuar algún cambio físico. Cambio físico con el que empieza una re-visión del auto-concepto y los resultados alcanzados en una auto-estima reforzada.

Porque muchos individuos a través de los años han utilizado hipnosis como una técnica para la reducción de peso. Hacia finales de la época de los 1960's hipnosis se estudió primeramente como herramienta para aumento del busto. Se han hecho estudios limitados infrecuentemente desde ese periodo de tiempo. Una cosa que todos los estudios tenían en común es que había siempre un alto grado de éxito. No había ninguna delineación clara sin embargo, acerca de cómo las otras técnicas similares eran usadas.

Nosotros decimos a menudo a un cliente, el peso es sólo un número. Teniendo presente esto nosotros encontramos que cuando el cliente responde a usar una talla 11 o una talla 9 o una talla 3, y si de hecho esa es su meta, el problema de que si ellos pesan 100 libras, 105 libras o 155 libras no es más un problema. Si ellos se sienten bien y ellos lucen bien entonces ellos ya obtienen su resultado.

En los finales de los 1980's mucho trabajo empezó a surgir en el campo de liposucción. Uno de los efectos secundarios de la liposucción en, quizás tanto como 40%, de los individuos fue que experimentaban aumento en sus pechos.

En nuestra investigación nosotros hicimos la conexión intuitiva de que las células grasas residuales en el cuerpo después de la liposucción estaban aumentando en tamaño después de que el procedimiento se había realizado. Ésta es la hipótesis que nosotros desarrollamos. Nosotros trabajamos bajo esta hipótesis y nuestros resultados no sólo reflejan que eso hizo que los pechos respondieran y aumentaran más rápidamente en tamaño, pero también de forma más consistente. Además nosotros hemos documentado reducción significante en el tamaño de las caderas, muslos y glúteos cuando el cliente deseó semejante cambio.

En el estudio original que se describe en el capítulo 5 usted notará que hay una fluctuación de menos de cinco libras en peso del cuerpo. Esto sucedía sin sugerencia específica dada para la reducción de peso. Ha sido nuestra experiencia que el problema de peso realmente no es el centro de o la primera preocupación. La primera preocupación realmente es el tamaño del cuerpo, su forma y proporción, no tanto como el peso.

Nuestra experiencia ha sido que a través de un proceso de crear una visualización exacta de como es que el individuo desearía lucir es de hecho lo que está ayudándoles alcanzar ese deseado resultado. Ayudando al cliente a crear una muy específica visualización intrincadamente detallada del, un modelo que pinta cada aspecto, desde cada ángulo, cubriendo, base, frente, atrás, al lado y entonces crear una técnica para poder tener una vista al interior, como el espejo metafísico (esto se ilustra después en los guiones), el cliente crea una sólida representación de si mismo.

Nosotros hemos encontrado que un estado de discordancia se crea entre la mente inconsciente y consciente cuando la imagen personal difiere de su apariencia física real. La mente inconsciente entonces reconoce que tiene a su cargo una obligación para crear el cuerpo físico para coincidir con la imagen sostenida por el auto-concepto hasta este punto. Por consiguiente es sumamente importante que el cliente se asocie intensamente con la imagen que el sostiene de si usando tantos encauces sensoriales como sea posible, visual, auditorio, kinestético. Para tener un sistema de la representación interior de sólida aprobación. Es importante incorporar todos los cauces del sistema sensorial del cliente para lograr un real, completo y estimulante cambio. Entre más realista, estimulante, y asociada imagen que usted pueda motivar, más efectivamente ayudará a su cliente a crear en su mente el más completo y rápido cambio.

Hipótesis

Nosotros teorizamos que si nosotros pudiéramos a través de la hipnosis reducir el tamaño del cuerpo o lograr la pérdida de peso y aumentar el tamaño del pecho, entonces quizás nosotros podríamos hacer la conexión de reducir ciertas partes específicas del cuerpo o agrandar los pechos simultáneamente.

Se ha demostrado que la Hipnosis y la visualización son bastante eficaces herramientas para reducir el tamaño y peso de los individuos. La Hipnosis y la visualización también son eficaces en aumentar el tamaño del pecho. Los pechos están hechos de aproximadamente un 50% células grasas. Alterando el tamaño, forma y/o cantidad de células grasas, o moviendo las células grasas, o reemplazando las células grasas, y permitiéndole la oportunidad o la opción al individuo de dónde poner la cantidad y/o proporcionar en tamaño de estas células grasas, que el individuo debe poder de hecho cambiar el contorno o forma de su cuerpo relocalizando las células grasas en o fuera del área en que su presencia sería mucho muy deseable.

Historia

Se logran resultados físicos comparables a través de El Programa "Moldea Tu Cuerpo"® con las cirugías invasivas utilizando lo que posiblemente es la forma más antigua de curación, a través de los procesos mentales. El Programa "Moldea Tu Cuerpo"® es el resultado de combinar hipnosis, fisiología, auto-estima, comunicación, la Programación Neuro Lingüística y "Terapia De La Línea de Existencia".

Nosotros basamos nuestra hipótesis en un proyecto de investigación y encontramos que combinando nuestra técnica de hipnosis y visualización, la Programación Neuro Lingüística y los modelos del lenguaje específicos, nuestros clientes respondieron más rápidamente y con resultados mayores que cualquier investigación anterior que se había dirigido en el área de aumento del pecho a través del uso de hipnosis. Los resultados demuestran virtualmente 100% éxito en tamaño del pecho.

Los resultados de esta investigación se encuentran en el Capítulo Siete de este texto. El aumento promedio en tamaño del pecho era aproximadamente 2.25", equivalente a una o más tallas de copa. Sin embargo, los participantes han

experimentado y han mantenido aumentos más de más de 4"
en tamaño del pecho.

La mayoría de estos aumentos tuvo lugar dentro de un
periodo de 5 a 10 semanas. Es importante hacer notar que
éste era un proceso de visualización. No había dietas
específicas o programas de ejercicio físico involucrados. Se ha
teorizado que si cualquiera de los dos o los dos de estos
regímenes adicionales se siguieran a lo largo del programa
quizás podrían obtenerse resultados aun mayores o más
rápidos.

En la contestación a las preguntas sobre los resultados
duraderos, no ha habido ningún informe de cualquier
reversión de cualquier meta que se habría obtenido. Hasta
donde la teoría global va, ése resultado es todo bueno, pero
uno de las preocupaciones de programa es el auto-concepto
del cliente.

A menudo la cirugía cosmética puede ser bastante
beneficiosa. Particularmente en un nivel fisiológico. Sin
embargo, los individuos pueden usar a menudo sus propios
recursos, su propio poder, su propia mente para crear los
mismos cambios, y bastante a menudo más, dentro de su
propio cuerpo. A través de este proceso sobre los cambios
individuales no sólo mejora su cuerpo físico, sino también
mejora su auto-estima.

Esto también autoriza al individuo a comprender que si
ellos están sintiéndose menos que otros fuese porque ellos no
tienen la figura ideal o perfecta, el cual esta sociedad está
dictando actualmente, que cambiándolo, ellos pueden cambiar
algo. Esto los pone a ser la causa de sus cambios, en lugar de
estar al efecto de una fuente externa que crea los cambios. Al
fin de cuentas es su cuerpo y su vida.

Usted puede cambiar su cuerpo pensándolo simplemente.
Poniendo sus pensamientos en una dirección más positiva y
sintiéndose más positivo sobre usted en cada aspecto de su
vida todos los días logrará un cambio. Haciendo esto usted
fortalece cada aspecto de su vida. Siendo algo que usted ha
creado individualmente. Fortalecimiento que usted puede
llevar a cabo en las relaciones y en el lugar de trabajo. Esto

afectará su vida social a su vez y tendrá un efecto en todos con quienes usted tiene contacto en su vida.

El Programa "Moldea Tu Cuerpo"® se ha desarrollado para dirigirse a estas áreas de auto-estima junto con la eliminación de decisiones y creencias limitantes, así como permitirle la creación de cambios físicos notables. Dirigiéndose a satisfacer las necesidades totales del individuo.

Éstas son las razones particulares que nosotros desarrollamos El Programa "Moldea Tu Cuerpo"®, para auto-reforzar al individuo. Muchas personas son conscientes que si usted cuelga fuera un anuncio que dice, "se arregla auto-estima"; bastante a menudo usted tendrá muy pocos clientes. Sin embargo, cuando nosotros miramos las estadísticas en cirugía cosmética usted encontrará que hay una larga lista de espera de personas para recibir este tipo de trabajo, y sin embargo ellos son capaces de hacerlo por si mismos.

Conclusión

Este libro esta consagrado y creó para aquellos de ustedes quiénes desean cambiar su propia vida y la vida de otros de una manera positiva. Para crear el cambio en su propia vida y la vida de otros. Sostener o intensificar su propio poder y aumentar el conocimiento de su propio poder creando cambios dentro de usted mismo.

Quizás más aun pretenciosamente, este libro se diseño para el terapeuta profesional que trabaja con clientes para ayudarles a entrar en contacto con su propio poder. Este libro tiene técnicas y procedimientos perfilados y explícitos. Hacemos, sin embargo, que tenga en cuenta que usando estos procedimientos lograran un entendimiento sobre los conceptos y las técnicas de la visualización y/o las técnicas de la Programación Neuro Lingüística. Si el individuo no tiene estas bases ellos pueden, si desean, buscar a un terapeuta que es un experto en ese campo.

Para aquellos de ustedes quién ya son expertos en los campos de Programación Neuro Lingüística, técnicas de la visualización y terapia, lograrán resultados extraordinarios con sus clientes.

Capítulo Siete

Alternativas Hipnóticas A La Cirugía Para El Aumento Del Busto Y Liposucción

Moldea Tu Cuerpo ®

Investigación

Lo Abstracto

Este estudio incorpora un programa que combina hipnosis de grupo, visualización, y cintas subliminales para agrandar los senos de las mujeres así como para reducir las dimensiones de las caderas y muslos. Los sujetos aumentaron un promedio de más de 1.6 pulgadas de tamaño y más de .75 pulgadas en volumen de los senos. Los sujetos también disminuyeron un promedio de casi 2.5 pulgadas en la cadera superior, más de 1.75 pulgadas en la cadera baja, y un promedio de más de 1.5 pulgadas en el muslo superior.

Estudio

La sociedad le pone mucha importancia a la apariencia física. Éste no es un fenómeno nuevo. Desde siempre, las personas han buscado maneras de hacerse más atractivas o deseables a otros. Los individuos que fueran lo suficiente afortunados como para poseer una predisposición natural para el estilo actual disfrutaron de una autoestima mucho más alta que aquellos que vivieron solamente para intentar adaptarse a la tendencia actual. Algunas tendencias simplemente han sido de peinados, o modas de vestir. Otras han sido mucho más, si no completamente, dependiente en el tamaño del cuerpo, forma, y proporción. De hecho usted podría ser considerado bastante afortunado por tener la figura ideal del día sea esta lo que fuere en el momento.

Los individuos con autoestima alta no siempre poseen el "ideal" de la apariencia física. Ciertamente algunos lo tienen, y algunos no, pero de algún modo ellos no parecen estar preocupados particularmente por eso. Los individuos con autoestima más baja pueden sentirse que si su apariencia física fuera de algún modo diferente, su vida mejoraría. Éste puede no ser un concepto completamente falso. Ciertamente que el atractivo aumentado puede llevar hacia una mayor aceptación social. Sin embargo, si la persona no posee una autoestima saludable, entonces los resultados globales de un cambio físico podrían producir atracción inicial e interacciones no sólo aumentadas, pero también un rechazo aumentado como resultado del fracaso de mantenerse a la altura de las expectativas de otros sobre el individuo, basado en la atracción inicial. Por esta razón yo enfatizaría que se trabajara primeramente sobre la autoestima o por lo menos concurrentemente con cualquier programa de apoyo para producir un cambio exteriormente visible en la apariencia física.

En la época de los 1980's mucha de la cirugía cosmética se reemplazó pasando de la cirugía correctiva a la cirugía electiva. El elevado aumento en el número de cirugías realizadas en aumento de senos y liposucción ha sido fenomenal. El refrán viejo "Usted no puede juzgar un libro por su cubierta" empieza a tener un significado completamente nuevo.

Desgraciadamente estas técnicas quirúrgicas tienen muchos inconvenientes. El resultado casi inmediato no permite a menudo el tiempo adecuado que un paciente requiere para prepararse, o totalmente entender el impactante alcance, así como también el limitado efecto que estos tipos de cirugía pueden tener en su vida. Por ejemplo: una mujer que elige someterse a una cirugía para aumentar el tamaño del busto de un 34A a un 34C puede experimentar ciertamente el tamaño más grande del busto. Sin embargo, no puede lograr la mejora a la autoestima que ella realmente pudiera desear como resultado de la cirugía.

Un segundo aspecto potencial amenazante para la vida con estos tipos de cirugías incluye; toxicidad de injertos; goteo; fallas; desarrollo aumentado en otras células restantes; exposición a la anestesia; severidad de la cirugía, etc.

Otras áreas a las cuales dirigirse son el potencial de que aparezcan cicatrices, pérdida de sensación, percepción o apariencia antinatural, tiempo de la recuperación, y costo.

A través del uso de la hipnosis muchos de los mismos buenos resultados pueden experimentarse. Dado sea el caso que estos resultados toman para manifestarse mucho más tiempo que una cirugía de cuatro horas. Sin embargo, son 100% naturales, sin ningún efecto colateral negativo, ofrecen un potencial fantástico para mejorar la autoestima, y puede administrarse a un fragmento del costo de la cirugía.

Racionalización Y Cuestionamiento De La Investigación

Los primeros estudios realizados sobre aumento del busto a través de la hipnosis (Williams, 1974, Staib & Logan, 1977, Willard, 1977) parecen haber sido eficaces, aunque no se les utilizó ampliamente. El uso de hipnosis para el control de peso se ha aclamado ampliamente como exitoso. Con la tendencia actual de las mujeres de enfocarse hacia la salud y que desean tener los senos más grandes y las caderas más pequeñas, nosotros propusimos la siguiente pregunta:

La Pregunta de la Investigación:

¿Pueden lograrse tener los senos más grandes y las caderas más pequeñas, muslos, y asentaderas satisfactorios simultáneamente a través del uso de hipnosis?

Sujetos:

Los sujetos en este estudio son mujeres de una edad de entre 19-52 años. Ellas fueron escogidas al azar, y de una variedad de niveles educativos y socio-económicos.

Métodos:

Los sujetos se reunieron una vez por semana para ser medidas y participar en hipnosis de grupo. Como se hizo en estudios anteriores, esto tuvo lugar por un periodo de doce semanas.

Después de las reuniones iniciales para escoger a los 20 sujetos las elegidas se reunieron en grupos de 4-12 una noche por semana por un periodo de doce semanas. Los sujetos fueron pesados entonces y se les tomaron medidas en un cuarto separado, de dos en dos, por un investigador que no era el hipnoterapista. Para reducir cualquier influencia externa excesiva, expectativas, o ansiedades los sujetos no estaban informados de los resultados de estas medidas durante el estudio. Por las mismas razones en ningún momento el hipnoterapista observo los senos de los sujetos o los resultados de las medidas.

Instrumentos y Medidas:

El dispositivo usado para la medida fue una cinta de tela de medir del sistema métrico decimal. La opción de usar una regla métrica fue hecha para supervisar el cambio más estrechamente, así como para evitar que los sujetos tuvieran la facilidad de reconocer cambios dimensionales fácilmente por causa de la familiaridad con la estadística y el sistema de medida.

Se usaron dos técnicas de medida diferentes para cuantificar la porción de crecimiento de busto dentro del estudio. Ambas técnicas usan medidas tomadas con el participante inhalado totalmente y exhalando totalmente en un esfuerzo por eliminar la posición de respiración como una variable. La primera técnica mide la circunferencia de la cavidad del pecho justo debajo del busto, y luego entonces por los pezones. La diferencia entre estas medidas representa el tejido del pecho. La segunda técnica toma medidas del fondo del seno, al pezón, y luego la medida perpendicular a la clavícula. Esta medida intenta medir llenura del pecho y se tomó individualmente para el seno izquierdo al igual que el derecho. Los resultados se anotan en centímetros.

Después de finalizar la toma de medidas los sujetos regresaron al cuarto de tratamiento principal y participaron en una inducción hipnótica de grupo, y técnicas de visualización. Estas sesiones duraron aproximadamente 45 minutos inicialmente.

En la cuarta semana el hipnoterapista empezó a usar una inducción mucho más corta, basado en sugerencias implantadas en sesiones anteriores. La sesión duró aproximadamente 30 minutos.

Las técnicas principales usadas incluyen regresión de edad; convicciones de control individual; visualización de cambios; progresión de edad, y visualización del logro de su meta.

El asunto sobre tamaño específico, forma, o el peso nunca se mencionó durante ninguna entrevista, discusión de objetivos, o durante ninguna sesión hipnótica. Se dieron sugerencias para dieta, ejercicio, descanso, crecimiento de células, nutrición de las células, reducción de la células y eliminación. También se dieron sugerencias de que estos procesos continuarían a lo largo de cada momento del día y de la noche.

Resultados:

Esta investigación se dirigió durante el periodo del mes de octubre de 1990 a enero de 1991. Ningún esfuerzo se hace aquí para juzgar la efectividad del estudio; el juicio queda a discreción del lector. Otra parte del estudio se enfocó en la cadera y áreas del muslo. Las dos medidas de la cadera se tomaron al nivel de la coyuntura del sacro/cocxico y el hueso púbico.

La medida del muslo fue tomada donde la pierna se encuentra con la cadera. La participante 0117 no participó en la porción del estudio del muslo.

Discusión

El estudio empezó con veinte participantes. Puesto que muchos de los sujetos eran estudiantes de la universidad, la presión de exámenes finales y las fiestas del invierno provocó que varias participantes asistieran esporádicamente. Los sujetos que no completaron cinco o más sesiones, del total de doce, no fueron incluidos en los resultados. Los sujetos que no completaron cinco sesiones son los números: 0103, 0106, 0107, 0108, 0109, 0110, 0116 y 0119.

Aunque no fue tomado en cuenta específicamente, el peso se anotó semanalmente en todos los participantes. La variación promedio de peso para todos los sujetos fue de 5.09 libras.

Un sujeto que había sufrido una histerectomía mostró el menor crecimiento de busto del grupo. Puede especularse que la capacidad del cuerpo para producir las hormonas necesarias puede haber estado muy reducida. Sin embargo, el sujeto informó sentir gran satisfacción con los resultados logrados y apoya la validez del enfoque en aumentar la autoestima.

Un sujeto (quién no completó el estudio) informó una pérdida ligera en tamaño del busto después de una re-evaluación de seis meses. Se menciona aquí para notar que no se había dado ninguna sugerencia para el mantenimiento de tamaño o aumento hasta después de la octava semana. Este sujeto había aumentado más de 4" en sus senos (más de 2 tallas de copa) en 5 semanas. A ese punto ella descontinuó el estudio, antes de recibir cualquier sugerencia para el mantenimiento.

Otros cambios físicos informados los por sujetos incluyó reducción de marcas del estrías, celulitis, arrugas, y cicatrices. Había también confirmaciones de crecimiento de pelo en el cuero cabelludo. Éstos son informes hechos por los sujetos, y no se dirigió específicamente o se documentó en este estudio.

Los cambios psicológicos informados por los sujetos incluyeron sentimientos generales de mejoría sobre el concepto que tenían de ellos mismos, su vida, su actitud, su capacidad de conciliar el sueño, y aumento de los niveles de energía.

Conclusión

Para resumir, los participantes ganaron un promedio de más de 1.6 pulgadas en busto y más de .75 pulgadas en llenura del busto. Los participantes también perdieron un promedio de casi 2.5 pulgadas en la cadera superior y más de 1.75 pulgadas en la cadera inferior. Los participantes también perdieron un promedio de más de 1.5 pulgadas en el muslo superior.

Los resultados de este estudio parecerían indicar que la hipnosis es de hecho una alternativa muy viable y eficaz a la cirugía plástica y produce similares, si no, idénticos resultados. La hipnosis permite al sujeto jugar un papel mucho más directo en su propia transformación. Esto agrega una vez más a la propia auto-estima y auto-confianza del sujeto.

Sugerencias Para Una Investigación Futura

Algunos investigadores pueden escoger dirigirse hacia la posibilidad de lograr resultados más rápidos ya sea con sesiones más largas, o a través del uso de sesiones múltiples por semana. Otras áreas prometedoras para la investigación parecerían estar en las áreas de marcas de estrías, celulitis, arrugas, y reducción de las cicatrices, así como la restauración del cabello.

Medidas Del Busto   Resultados (Tabla 1):

Sujeto #	Inhalando				
	Min	Max	Var.	V. N.	D
0101	9.9	13.6	1.25	1.12	3.7
0102	9.3	11.9	0.59	0.77	2.6
0104	11.0	17.2	4.00	2.00	6.2
0105	7.0	10.7	1.33	1.15	3.7
0111	8.9	11.5	1.05	1.02	2.6
0112	7.4	13.1	3.67	1.91	5.7
0113	6.5	9.6	1.02	1.01	3.1
0114	10.0	15.6	3.19	1.79	5.6
0115	5.9	12.6	3.98	1.99	6.7
0117	11.7	15.2	1.24	1.11	3.5
0120	8.4	12.1	1.73	1.31	3.7
Promedio					4.28
V.N.= variación normal					1.69"

Sujeto #	Exhalando				
	Min	Max	Var.	V. N.	D
0101	10.1	14.7	1.53	1.24	4.6
0102	8.2	12.2	1.99	1.41	4.0
0104	11.3	18.5	4.34	2.08	7.2
0105	7.0	10.3	1.45	1.21	3.3
0111	8.5	11.3	1.27	1.13	2.8
0112	7.5	12.0	2.15	1.46	4.5
0113	7.4	9.5	0.51	0.71	2.1
0114	9.8	14.3	2.09	1.45	4.5
0115	7.0	13.0	2.97	1.73	6.0
0117	12.0	14.4	0.63	0.79	2.4
0120	8.3	12.2	2.27	1.51	3.9
Promedio					4.12
V.N.= variación normal					1.69"

Medidas Del Busto 2   Resultados (Tabla 2):

Sujeto #		Inhalando				
	Lado	Min	Max	Var	V. N.	D
0101	D	26.5	27.6	0.14	0.38	1.1
	I	25.6	27.5	0.18	0.43	1.9
0102	D	29.5	31.7	0.62	0.78	2.2
	I	30.0	32.5	0.48	0.69	2.5
0104	D	34.0	36.5	0.63	0.79	2.5
	I	33.0	35.5	0.55	0.74	2.5
0105	D	29.0	31.0	0.63	0.79	2.0
	I	26.0	27.5	0.28	0.53	1.5
0111	D	31.5	33.0	0.26	0.51	1.5
	I	30.5	32.7	0.59	0.77	2.2
0112	D	27.0	32.0	2.96	1.72	5.0
	I	27.0	31.7	3.12	1.77	4.7
0113	D	28.0	29.0	0.17	0.41	1.0
	I	28.0	29.0	0.12	0.34	1.0
0114	D	29.0	30.0	0.24	0.49	1.0
	I	29.0	30.0	0.18	0.43	1.0
0115	D	27.0	29.0	0.37	0.61	2.0
	I	26.0	28.5	0.44	0.67	2.5
0117	D	30.8	31.8	0.11	0.33	1.0
	I	30.2	31.8	0.24	0.49	1.6
0120	D	22.8	25.0	0.48	0.69	2.2
	I	22.8	25.0	0.52	0.72	2.2
Promedio	D					1.95
						0.77
	I					2.15
						0.85

Sujeto #		Exhalando				
	Lado	Min	Max	Var	V. N.	D
0101	D	26.0	27.6	0.23	0.47	1.6
	I	25.5	27.5	0.25	0.49	2.0
0102	D	29.5	31.7	0.62	0.78	2.2
	I	30.0	32.5	0.48	0.69	2.5
0104	D	34.0	36.5	0.63	0.79	2.5
	I	33.0	35.5	0.55	0.74	2.5
0105	D	29.0	31.0	0.63	0.79	2.5
	I	26.0	27.5	0.28	0.53	1.5
0111	D	31.5	33.0	0.26	0.51	1.5
	I	30.5	32.7	0.59	0.77	2.2
0112	D	26.8	32.0	3.10	1.76	5.2
	I	26.8	31.7	3.33	1.82	4.9
0113	D	27.8	29.0	0.19	0.44	1.2
	I	27.9	29.0	0.13	0.36	1.1
0114	D	29.0	30.0	0.20	0.45	1.0
	I	28.8	30.0	0.20	0.45	1.2
0115	D	27.0	29.0	0.34	0.61	2.0
	I	26.0	28.5	0.44	0.67	2.5
0117	D	30.8	31.8	0.11	0.33	1.0
	I	30.2	31.8	0.24	0.49	1.6
0120	D	22.8	25.0	0.48	0.69	2.2
	I	22.8	25.0	0.52	0.72	2.2
Promedio	D					2.04
						0.80
	I					2.20
						0.87

Medidas De La Cadera   Resultados (Tabla 3):

Sujeto #	Cadera 1				
	Min	Max	Var	V. N.	D
0101	87.0	94.0	3.54	1.88	7.0
0102	85.4	93.5	5.62	2.37	8.1
0104	96.4	100.0	1.85	1.36	3.6
0105	87.9	92.0	2.01	1.42	4.1
0111	100.1	104.0	1.66	1.28	3.9
0112	82.5	94.0	15.56	3.94	11.5
0113	96.0	99.0	1.24	1.11	3.0
0114	96.1	101.5	2.91	1.70	5.4
0115	79.8	88.7	6.99	2.64	8.9
0117	86.5	94.9	7.71	2.77	8.4
0120	80.4	85.0	2.66	1.63	4.6
Promedio					6.23
					2.45"

Sujeto #	Cadera 2				
	Min	Max	Var	V. N.	D
0101	96.1	99.5	1.36	1.16	3.4
0102	94.0	98.0	1.61	1.27	4.0
0104	104.0	106.3	0.58	0.76	2.3
0105	93.0	97.9	3.40	1.84	4.9
0111	105.7	107.8	0.67	0.82	2.1
0112	89.9	95.5	3.81	1.95	5.6
0113	97.8	100.7	1.15	1.07	2.9
0114	101.6	104.0	0.69	0.83	2.4
0115	80.5	91.0	14.45	3.80	10.5
0117	90.6	99.0	6.27	2.50	8.4
0120	87.4	90.5	1.57	1.25	3.1
Promedio					4.51
					1.78"

Medidas Del Muslo   Resultados (Tabla 4):

Sujeto #	Lado	Min	Max	Var.	V. N.	D
0101	D	56.5	65.0	5.12	2.26	8.5
	I	58.2	65.0	3.86	1.96	6.8
0102	D	57.5	60.0	0.41	0.64	2.5
	I	58.0	60.7	0.69	0.83	2.7
0104	D	60.6	67.7	4.99	2.23	7.1
	I	61.8	67.0	2.67	1.63	5.2
0105	D	54.3	60.0	4.84	2.20	5.7
	I	53.6	60.0	6.58	2.56	6.4
0111	D	63.7	64.5	0.07	0.27	0.8
	I	64.3	66.0	0.39	0.62	1.7
0112	D	52.0	56.0	1.99	1.41	4.0
	I	52.0	57.0	3.23	1.79	5.0
0113	D	56.8	62.0	4.29	2.07	5.2
	I	59.0	67.3	6.12	2.47	7.7
0114	D	60.0	66.3	5.20	2.28	6.3
	I	61.0	66.8	4.70	2.17	5.8
0120	D	49.0	53.2	1.95	1.39	4.2
	I	50.0	52.5	0.76	0.87	2.5
Promedio	D					4.03
						1.59"
	I					3.98
						1.57"

Capítulo Ocho

Resultados

El Programa "Moldea Tu Cuerpo"® se desarrolló inicialmente como una respuesta al deseo de muchas mujeres de aumentar el tamaño del busto. La revisión de los hallazgos de la investigación del estudio original cubierto en Capítulo 7 revelará que esos resultados fueron alcanzados satisfactoriamente. Sin embargo, en la sección de la discusión de la investigación original usted encontrará que muchos otros cambios físicos fueron experimentados. Las mujeres en el estudio informaron una reducción en tamaño de los muslos, caderas, asentaderas, abdomen y otras áreas muy específicas. La reducción o eliminación de la celulitis también fue reportado por las participantes en el estudio. Como una mujer lo describió, "fue como si alguien hubiera tomado una plancha de ropa y simplemente planchó todo para que quedase suave y liso". Otras informaron reducción o eliminación de arrugas, cicatrices y marcas de estrías. La flexibilidad y tono muscular y de la piel aumentadas fueron significativamente notables. Otros resultados reportados incluyeron aumento en cantidad y el grosor del cabello y un rejuvenecimiento general durante el proceso.

Además los participantes en el estudio original reportaron un aumento en el tono general del cuerpo. Los participantes del programa también informaron una sensación de niveles aumentados de energía, vitalidad y sensualidad.

Ha habido una mejora universal en sensualidad y sexualidad entre los clientes. Muchos de los clientes informan que mejoraron o renovaron relaciones. Otros empezaron nuevas relaciones y/o carreras. Estos cambios son típicamente el resultado de mejorar el auto-concepto y auto-estima del individuo. Esto ha generado resultados muy positivos en todos los casos.

El cliente típico de El Programa "Moldea Tu Cuerpo"® ha sido femenino. Ésa es virtualmente la única cosa que todos los clientes han tenido en común. Sin embargo, pueden modificarse las mismas técnicas que se han llevado a cabo con éxito con clientes femeninos para trabajar con clientes masculinos. Recientemente hemos estado trabajando en el área de restauración de pelo. Estamos desarrollando algunos guiones en este momento. Los clientes y terapeutas con quienes hemos trabajado hasta este momento están reportando resultados positivos.

Las otras similitudes entre los clientes son que todos ellos son diferentes. Las razones que las mujeres han citado para querer cambios en su apariencia física varían de individuo a individuo.

Nuestra experiencia original con El Programa "Moldea Tu Cuerpo"® estuvo basado en el sur de California. La mayoría de las mujeres que participaron en el programa deseaban un busto más grande. Había también sin embargo, un número significativo de mujeres que deseaban reducciones del busto.

Cuando nosotros dirigimos seminarios en culturas diferentes nos encontramos que la imagen social de lo que era deseable varía mucho. Esto cambió por supuesto los deseos e intereses de los participantes en el programa. En todos los casos los participantes han informado resultados obtenidos satisfactoriamente.

Acentuamos en señalar que durante nuestra investigación, se utilizaron sólo visualización y técnicas del lenguaje específicas para lograr los resultados detallados en el Capítulo Siete. No hubo ninguna sugerencia específica dada para dieta o planes del ejercicio. Éstos se evitaron intencionalmente durante el estudio. Seguidamente, a lo largo de nuestra investigación y con otros clientes, hemos encontrado que la suma de ejercicio específico y/o la sugerencia dietética ha efectuado de hecho cambio aun más rápido.

¿Cómo ocurren estos cambios físicos?

Los individuos crean una imagen muy específica, muy intensa de ellos. Una imagen de la manera que ellos desearían ser. Es su responsabilidad como terapeuta crear una experiencia intensamente deseable y totalmente asociada para el individuo con quien se esta trabajando.

No vamos a sugerir que el cambio sucede instantáneamente, de la noche a la mañana o incluso dentro del lapso de unos días o semanas. Los resultados de individuo varían así como las personas varían. La cantidad de tiempo requerida para lograr el resultado deseado, depende totalmente de la cantidad e intensidad de cambio deseado.

Sin embargo, un factor subyacentemente claro para el éxito en el programa es la frecuencia o repetición de exposición al material. Nosotros hemos tenido clientes que fueron vistos en una base semanal. De la primera semana a la segunda semana había cambios mesurables, visualmente claros. En muchos casos los clientes estaban muy conscientes y se llenaron de entusiasmo con los cambios. Ha habido también clientes a quienes les tomó cuatro o cinco semanas para realmente notar un cambio. Esto no quiere decir que no había cambios mesurables, ya que de hecho los había. Sus graficas marcaron definitivamente su progreso. En algunos de estos casos había tomado al cliente aproximadamente un mes comprender y aceptar los cambios realizados en ellos.

Asimismo aprendimos de la renuencia clara de estos clientes a aceptar cambios positivos en ellos y enfatizamos la importancia de una hoja clínica inicial completa y la utilización de "Terapia De La Línea de Existencia" para ayudar a eliminar los pensamientos y creencias limitantes. Ayudar al cliente a crear y mantener una actitud positiva es de tremenda importancia para asegurar el éxito y un resultado rápido en este programa.

Midiendo y Supervisando

Nuestra experiencia ha sido la de medir al cliente completamente con las 12 medidas diferentes que nosotros utilizamos en el estudio de agrandamiento de busto contenido en el Capítulo 7. Medíamos a las participantes semanalmente a lo largo de la duración del estudio.

Hemos encontrado que el cliente parece sentir una mayor preocupación cuando se le midió semanalmente. Allí también parece haber un fuerte deseo por parte del cliente para realizar y participar aumentando o disminuyendo su forma física cuando se le midió semanalmente. Es como si se volviera un esfuerzo de "equipo". Esto infunde un nivel muy alto de motivación y envolucramiento en el sujeto.

Durante el estudio mantuvimos estas medidas ocultas a los clientes. Les permitimos sin embargo saber que sus medidas estaban grabadas en sus gráficas. En sesiones futuras nosotros encontramos que cuando las clientes no habían sido medidas en una base semanal, su actuación no era tan rápida como había sido cuando se les midió en una base semanal.

Permítanos una vez más señalar que medir a los clientes es algo que escogimos que fuese hecho por doctores aparte y fuera de nuestra oficina. Sin embargo usted puede decidir hacer eso en su oficina. Usted podría usar a una enfermera u otro profesional. Ha sido consistente en nuestras prácticas evitar haber visto a cualquiera de nuestros clientes desvestida de cualquier manera. Hemos escogido hacer esto para guardar distancia profesional, así como para evitar el riesgo potencial de un comentario negativo de los medios de comunicación.

Los resultados reales del estudio inicial se encuentran en el Capítulo 7. Desde ese tiempo hasta ahora, numerosos cambios han ocurrido. Lo mas excitante quizás para nosotros es el auto-concepto y auto-estima aumentados del individuo. El aspecto más excitante de El Programa "Moldea Tu Cuerpo"® para los participantes es que varía de individuo a individuo (tal y como debería ser)

Capítulo Nueve

Técnicas

Procesos Involucrados en El Programa "Moldea Tu Cuerpo"®

Nosotros hemos sido particularmente cautos desarrollando El Programa "Moldea Tu Cuerpo"® para evitar las oportunidades obvias para los medios de comunicación de aprovecharse de la práctica y resultados. Ha habido ciertamente ya un poco de atención ligera y limitada dada a las prácticas similares, menos investigadas. Los procedimientos y técnicas que están utilizándose dentro de El Programa "Moldea Tu Cuerpo"® producen el más grande, más consistente y el mas extensivo resultado de cualquier programa que tiene lugar actualmente.

Además de nuestras preocupaciones de los medios de comunicación la pregunta sobre la honestidad de la motivación del terapeuta ha sido en ocasiones puesta en cuestión de duda. En un esfuerzo por reducir la posibilidad de la prensa negativa nosotros hemos optado utilizar a un doctor para hacer todos medidas del cliente durante la terapia.

A través de la investigación, estudios, experiencias y observación nosotros hemos desarrollado El Programa "Moldea Tu Cuerpo"®. La herramienta básica en El Programa "Moldea Tu Cuerpo"® puede parecer ser visualización al principio. Ciertamente la visualización es una parte importante del programa. Sin embargo la visualización es realmente una forma más de entrega de varios componentes.

La exposición a las diferentes técnicas y teorías y la combinación ecléctica de estas tienen en primacía los resultados sin paralelo de este programa. Las técnicas principales utilizadas en El Programa "Moldea Tu Cuerpo"® incluyen aspectos de Hipnosis, Programación Neuro Lingüística y "Terapia De La Línea de Existencia". Incluso con todo nuestro entrenamiento el resultado de este programa son los resultados de la aplicación del cliente a las técnicas. Indispensable al éxito de este programa es la disposición del cliente en repasar y reimponer o reajustar sus creencias.

Nosotros motivamos fuertemente la familiarización con las técnicas enseñadas en "Terapia De La Línea de Existencia" (Capítulo 5) Nosotros hemos encontrado que estas técnicas son el más eficaz modificador de las decisiones y creencias. Estas técnicas son casi esenciales para preparar al cliente para lidiar con los cambios que estarán teniendo lugar. Es por esta razón que se requiere certificación de "Terapia De La Línea de Existencia" para recibir certificación en El Programa "Moldea Tu Cuerpo"®.

Sus clientes realmente lograran sentirse como si estuvieran experimentándose en su estado percibido de perfección; el tamaño, forma, y proporción de su cuerpo. Cuando ellos totalmente se asocien a ese estado, su cuerpo y la neurología dentro de su cuerpo percibe esa experiencia realmente. La mente inconsciente acepta esta experiencia como real. Cuando dicha experiencia es totalmente congruente, el individuo acepta esta nueva creencia. Su cliente ve, se siente, y experimenta este nuevo estado físico. Esto crea un estado de disidencia a su vez dentro de la mente. Es una de las responsabilidades de la mente inconsciente permitir al cuerpo cambiar o transformarse en esta nueva forma. Su cuerpo debe entrar en la alineación con estas creencias recientemente sostenidas. El cuerpo, usted o su cliente tienen despliegues exteriores sobre la apariencia física basada en la percepción interior sostenida de ellos.

Su mente es poderosa, quizás sea el más grande aspecto en el proceso de crear su salud. Creando y manteniendo su cuerpo físico, su nivel de energía, el continuo aumentar y disminuir del flujo de sangre. Supervisar las proporciones metabólicas y cardiovasculares etc. Éstos son todos controlados por un aspecto de su mente inconsciente.

El Programa "Moldea Tu Cuerpo"® empieza completando una hoja clínica muy completa del cliente. Esto incluye darse cuenta de lo que su resultado deseado es, lo que su pasado ha sido, su crianza, su vida hasta este punto y lo que sus metas y aspiraciones son.

Si usted es competente en su habilidad de evaluar a un cliente, usted probablemente requerirá de dos horas para completar la fase de la evaluación. Es importante en esta evaluación la habilidad de reconocer las causas de sus decisiones o creencias limitantes. Con suerte descubrirá el punto o el momento en el tiempo en el que las decisiones fueron tomadas si el cliente esta consciente de ellos. Si el no está consciente de la decisión, o si no es anterior a la edad de 15 años entonces el uso de "Terapia De La Línea de Existencia" es algo inestimable.

Nosotros hemos encontrado a través de nuestra propia práctica y consultando con colegas, que si usted no dedica por lo menos una hora y media a la historia personal del cliente, entonces usted podría estar pasando por alto algunas posibilidades. Nosotros sentimos que algo menos que eso no estría tomando una hoja clínica y valoración completa sobre lo que el cliente está razonando y los cambios que desea lograr.

La Programación Neuro Lingüística nos proporciona las técnicas para reprogramar la mente inconsciente para permitirle crear su nuevo resultado. La oportunidad de experimentar su nuevo resultado totalmente. Para instruir a las células a reestructurarse y reformarse de la manera apropiada dando campo a permitir los cambios deseados que desea manifestar. Para experimentar cambios físicos exteriores... el cambio real, positivo, físico.

Entendiendo el resultado deseado del cliente y su particular modelo del mundo le permite al terapeuta competente ayudar al cliente a realizar rápida y eficazmente dichos cambios. Una vez más poniendo atención a la propia opción del cliente.

¿Cuál es la motivación subyacente para estos cambios?

¿Son motivados porque su marido o su novio piensan que ellas deben tener injertos del busto o los pechos más grandes? ¿Están simplemente haciéndolo para ellos mismos? Es importante ayudarles a comprender su verdadera motivación por desear un cambio. Para permitirse como terapeuta volverse el espejo en que se observe el reflejo vivo para ayudarle al cliente a ponerse más en contacto con el razonamiento, las creencias y reconocer su propio poder de decisión. Para hacer esto nosotros utilizamos la historia personal detallada.

Como se señaló anteriormente, las razones primarias para el cambio son auto-concepto pobre o problemas de auto-estima. Aunque éste es El Programa "Moldea Tu Cuerpo"®, la última meta es la alineación mental, emocional y espiritual de su cliente. Cuando su cliente tiene congruencia plena, su vida entera cambiará. Esto incluye las manifestaciones físicas exteriores. Nosotros hemos encontrado que tanto como el cliente se siente más feliz, más saludable, más fuerte y más independiente los cambios ocurren aun más rápidamente.

La mayoría de nuestros clientes no esta completamente consciente de en que momento en el tiempo ellos tomaron una decisión o cómo ocurrió. Éste es sin embargo un aspecto potencialmente crucial de descubrimiento. Esto pone el fundamento o "marco" para demostrar su capacidad de opción y su poder. Ésta es la oportunidad de reconocer el poder y opción que el individuo tiene. Para reconocer cuánto control es que ellos tienen y han tenido en su vida. Esto es un muy importante concepto en el que se pueden construir bases. El concepto que el individuo tiene una opción. Ellos tomaron una opción una vez y han vivido con ésta. Ahora ellos simplemente cambian su decisión. Tome una nueva opción. Una opción consciente. Una opción responsable, madura, en lugar de lo que uno hizo como una respuesta ciega a una situación o creencias de otros.

Si sus clientes no están conscientes de cuando fue que ellos tomaron una decisión acerca de su apariencia física, es que nosotros utilizamos "Terapia De La Línea de Existencia". De muchas maneras esto podría ser considerado un proceso de regresión. Sin embargo es la más rápida y "más limpia" manera de ayudarles en conseguir ponerse en contacto con el punto en el tiempo donde ellos hicieron sus decisiones o creencias limitantes.

Habiéndose dirigido el conciente y el subconsciente a las decisiones o las creencias limitantes es muy importante que el cliente reconozca las bases de sus decisiones y en que forma le afectan ahora. ¿Por qué han venido ellos a usted? ¿Podría ser simplemente por contornear el cuerpo, agrandamiento del busto, reducción de los muslo o reducción de manchas?

Otra razón para la sesión de la entrevista clínica extendida es administrar varias pruebas de sugestibilidad al cliente. La mayoría si no todas estas pruebas se aplican sin su conocimiento necesario. Estas pruebas de sugestibilidad se diseñan para ayudar al terapeuta a calibrar al cliente y establecer un estado aun más profundo de relación o afinidad. Esto es esencial antes de que nosotros empecemos a iniciar con la primer sesión formal de visualización.

Programa típico

Además de la entrevista clínica inicial nosotros recomendamos fuertemente que el cliente reciba un examen físico realizado por un doctor ó un médico. Esto establece varias cosas. Primero, establece al cliente como un individuo saludable. Segundo, crea un programa más profesional. Tercero, establece una relación profesional y de buena reputación con médicos. Esta tercera situación puede conllevar mayor éxito durante el programa mientras que el médico observa los cambios que han tenido lugar en sus clientes, se sentirá más inclinado a apoyarle y a recomendarle a sus mismos pacientes y tal vez formar una relación profesional más estrecha. Puede ser aconsejable para usted como terapeuta localizar a un médico en su área de trabajo. Usted debería buscar un médico que está bien informado sobre el alcance e intenciones de El Programa "Moldea Tu Cuerpo"®. Esto ayudará al cliente y al terapeuta como apoyo para lograr el máximo resultado por sus esfuerzos.

Al finalizar de la revisión a fondo de la historia personal y del establecimiento de una buena relación es que nosotros inducimos al cliente a una catalepsia muy profunda. Después de haber compilado una historia personal completa, después de haber decidido cual es la causa real o la creencia limitante que el individuo mantiene y cree es lo posible para no poder lograr el tamaño y forma del cuerpo deseados, usted empezaría introduciéndolos en un estado muy relajado y quizás técnicas de regresión. Se hace típicamente con una inducción muy larga para inducir un muy profundo estado de relajación y se asegura que el debido enfoque de atención por parte del cliente se produzca.

Regresar al cliente a través del tiempo al momento en que tuvo ese primer conocimiento o conciencia de su cuerpo. Cuando el cliente se da cuenta de su cuerpo, aumente y eleve ese conocimiento y traiga la atención a los sentimientos que estaban allí o a las creencias que se sostuvieron. ¿Había incertidumbre de una situación? Utilice la oportunidad de integrar la madurez y sabiduría de la persona que ellos son ahora. Hable con el niño interior que tal vez estaba incierto y desprevenido de lo que estaba pasando, y conteste la pregunta que quizás ni siquiera el niño supo preguntar, siempre rodéelo con mucho amor y respeto.

Considere hacer esto como un proceso amoroso. Facilite el proceso al cliente creando mayor seguridad, mayor afinidad, concentración más profunda y conocimiento enfocado. Anímele a lograr un conocimiento más íntimo del cuerpo. Recuerde al cliente de ese conocimiento con cada respiración y movimiento del cuerpo. Haga una referencia al latir de su corazón y el flujo de sangre. Permita al cliente se de cuenta de no sólo de la responsabilidad de la sangre de entregar oxígeno y nutrientes a todas las células del cuerpo pero también ayúdelo a ser consciente de la responsabilidad y capacidad de la sangre de quitar o eliminar los excesos de desechos en todas las partes del cuerpo, y que a través de un proceso normal de eliminación, todas las toxinas dejan el cuerpo.

Atraiga entonces la atención al crecimiento en el cuerpo, a la frecuencia en la que se reemplazan las células. Usted sabe tales cosas, como cuando nosotros creamos una nueva cubierta del estómago cada 5 días, o una nueva piel cada 30 días según el libro de Deepak Chopra, Curación Quántica, usted puede escoger mas ejemplos de eso basado en su propia experiencia, en referencias, conocimientos, incluya mucho de eso en el condicionamiento inicial que debe tener lugar así como efectivamente incluirlo ahora en el cuerpo de la visualización que usted está haciendo. Motive al cliente a que permita a las células que están en otra parte de su cuerpo, como sus glúteos, sus muslos, su abdomen, a disminuir allí en tamaño y aumentar o trasladarse a sus senos. Dé estas sugerencias con un toque autoritario.

A estas alturas, dependiendo en las necesidades del cliente o sus deseos, las sugerencias para permitir que la reducción tenga lugar en varias partes del cuerpo pueden ser apropiadas.

A menudo nosotros grabamos la sesión en cinta y le damos esta al cliente. Dando la sugerencia de que ellos la escuchen por lo menos cinco veces dentro de la próxima semana. Preferentemente una o dos veces diariamente. Los resultados han mostrado que a la mayor frecuencia con que el cliente usa la cinta, mayor la velocidad y cantidad de cambio que tiene lugar.

Nosotros estamos conscientes de que la mayoría de los terapeutas no graban sus sesiones. Algunos pueden usar cintas genéricas desarrolladas específicamente inicialmente para esto. Nosotros hemos encontrado a través de nuestras experiencias que los más grandes resultados se han logrado al hacer una cinta en vivo y darle una copia al cliente. Esto ha proporcionado a ambos un sentido mayor de comodidad por parte del cliente así como una cantidad mayor de atención personal, compromiso y unión entre el terapeuta y el cliente.

Este espíritu de cooperación también parece animar a que el cliente realice sus metas aun más rápidamente, esforzándose por quedar bien con el terapeuta, haciendo por consiguiente al terapeuta quedar como un gran éxito.

Después de la visita inicial, empieza un programa de diez semanas. Este programa puede empezar en la primera sesión.

La sesión inicial consiste en una inducción muy específica, muy profunda, y un proceso inicial de visualización. En este momento se instalan sugerencias post-hipnóticas específicas. Al final de esta sesión una cinta grabada de la inducción se le provee al cliente. Las instrucciones son escuchar la cinta por lo menos cinco veces durante la semana siguiente (preferentemente dos veces diariamente)

Sin embargo, entre mayor la frecuencia de repetición del uso de la cinta mayor el envolvimiento del cliente en el proceso de la visualización. La investigación ha mostrado que entre más frecuentemente el cliente escuche las cintas, más rápidamente ellos asimilan la información y más pronto ellos permiten la integración de mente y cuerpo a tener lugar. De hecho los resultados han mostrado estadísticamente que las mujeres que escucharon sus cintas un mínimo de dos veces al día tienen los resultados más rápidos y más gratificantes. Al cliente también se le pide que mantenga un diario durante la duración del programa.

La segunda sesión es más corta. Aproximadamente de una hora. De nuevo, al cliente se le da una nueva cinta de cassette (más corta en duración) Después de la segunda sesión el cliente sigue con una sesión semanal durante las próximas semanas creando un programa de diez semanas en total.

Otro propósito para la historia personal detallada es darse cuenta de cualquier área adicional de terapia que podría necesitarse para ayudar al cliente a lograr su resultado total. Esto le proporciona un perfil del cliente más exacto al terapeuta. Si el terapeuta es muy experimentado o especializado en PNL ellos también estarán conscientes de los sistemas representacional y primario del cliente.

Después de la sesión inicial, se recomiendan seguimientos semanales durante las próximas 8 a 10 semanas, las sesiones subsecuentes que se recomendarían, en mi experiencia, son una sesión de seguimiento de una hora al final de la primera semana, para tener mucho más participación con el cliente y culminando entonces con una nueva cinta de una duración más corta, quizás sólo 15 o 20 minutos, algo que puede usarse fácilmente. Después de haber escuchado a la primera cinta, la inducción profunda, y habiendo puesto una sugerencia subliminal, una sugerencia post-hipnótica un cliente logra el estado de visualización pronta y fácilmente.

Después de la segunda sesión yo continúo viendo a los clientes en una base semanal, quizás sólo una sesión de 30 minutos, o quizás más larga si usted está haciendo terapia adicional con el cliente. Y a este punto al tiempo de la tercera visita, una cinta genérica parecería ser apropiada y bastante utilizable si usted escoge ir esta por dicha ruta.

Continuando a menudo en este formato por la quinta semana, el cliente habrá tenido cuatro cintas para escuchar y ya ellos tienen decidido cual de ellas preferirían por encima de las otras o tenderían a escuchar más frecuentemente.

A este punto que nosotros podemos discutir esto e incluso hacer una cinta particularmente especial para el cliente. Eso depende del propio horario del terapeuta, estilo, y técnicas. Refrénese de hacer cualquier referencia al mantenimiento de crecimiento del busto o reducción de los muslos o de cualquier cambio físico hasta la séptima semana.

Las primeras 6 semanas se abran consagrado a desarrollar el cuerpo físico, redefinir esa imagen y sostenerla, específicamente, en el marcado crecimiento o tamaño de los senos o en que está disminuyendo el tamaño de los muslos, caderas, o abdomen o tonicidad de la piel. Las primeras seis semanas son todos enfocados hacia el cambio. De nuevo, cualquier sugerencia con respecto al mantenimiento es reservada para la séptima sesión.

En la séptima semana, empiece a introducir el concepto de mantenimiento y permanencia con este nuevo tamaño y forma. De hecho, en la octava sesión, particularmente aplique énfasis al concepto de la imagen a futuro, al mantenimiento y permanencia.

Conclusión

Algunas sugerencias de guiones son incluidas en este texto en el Capítulo Once, así como están disponibles en una serie de cintas de El Programa "Moldea Tu Cuerpo"®. Además de estos audio-casetes hay seminarios y entrenamientos que se dirigen en varios lugares a lo largo del mundo.

Información sobre seminarios en El Programa "Moldea Tu Cuerpo"® y entrenamientos, o información sobre los practicantes certificados de El Programa "Moldea Tu Cuerpo"® está disponible contactando a la Asociación Internacional de El Programa "Moldea Tu Cuerpo"®.

Capítulo Diez

Áreas de Importancia

En muchos libros hay un capítulo que realmente destaca en la mente del lector. El capítulo que condensa todo. Si usted es el tipo de persona que sólo necesita de las consideraciones básicas... Si a usted no le importa el cómo y por qué. Si el enterarse de la historia, investigación y desarrollo de un programa lo aburre... éste es su capítulo.

Si usted ha estudiado el texto hasta ahora (usted sabe quién es usted) mucho de esto puede parecerle redundante. Sin embargo, recuerde.que la redundancia aumenta la exactitud. Después de todo, usted ha comprado o ha pedido prestado este libro. Usted ha invertido su tiempo leyéndolo. Ahora, que le parecería utilizarlo realmente para algo más que la simple conversación?

Nosotros le exhortamos a que use estas exitosas técnicas en su vida propia y las ponga en práctica. Nuestra experiencia nos muestra que todas ellas funcionan siempre. Permítanos repetir eso. Las técnicas, cuando son aplicadas como nosotros hemos descrito y hemos usado, siempre funcionan.

Así que si usted ha estado buscando la "hoja de la trampa", éste capítulo es la respuesta.

Quizás la consideración más importante antes de que usted incluso vea a su primer cliente es "puede mi cliente lograr su resultado?" Si usted puede decir indiscutiblemente sí a esta pregunta, entonces por favor continúe y proceda con la sesión. Si usted tiene cualquier duda o limitaciones, por favor refiera al cliente a otro profesional. Recuerde que el cliente manifestará las expectativas del terapeuta.

Motivación del Cliente

¿Por qué está el cliente allí? ¿Cuál es su motivación expresada? ¿Qué espera él lograr en éstas sesiones? ¿Ha intentado él algo similar antes? En ese caso, cuales fueron los resultados. ¿Por qué no ha podido lograr los cambios por su propio medio? ¿Tiene una ganancia secundaria? ¿Qué tipo de inversión emocional tiene en lograr los deseados cambios? ¿Son acaso congruentes sus respuestas?

Ha sido mi experiencia y creencia, así como la de otros terapistas, que los individuos son totalmente responsables de que sus propios cambios tengan lugar. De hecho una de las premisas básicas de PNL es que "Un individuo tiene todos los recursos necesarios para cambiar". Otra premisa es que "Un individuo está utilizando las mejores opciones que tiene disponibles en un momento dado". Si nosotros aceptamos totalmente estas dos premisas entonces nosotros podemos proceder a ayudar a un individuo a transformar su propia vida. Parte de ayudar a un individuo a transformar su vida está basado en establecer totalmente en su propia mente que ellos son la causa de todas (o por lo menos la mayoría) de las cosas que suceden en su vida.

Hay una creencia ampliamente sostenida que nosotros o estamos en la causa o al efecto en nuestras vidas. Es decir que nosotros o causamos que las cosas sucedan en nuestras vidas, o nosotros estamos experimentando el resultado de cosas qué están pasándonos a nosotros mismos.

Una ecuación simple de esto es:
C> E
Efecto de la causa

¿Es el individuo la causa de las cosas que suceden en su vida, o es su vida el resultado de influencias externas? ¿Están tomando ellos las decisiones conscientes en su vida, o están tomándose las decisiones por ellos?

Puede sonar un poco filosófico, sin embargo la respuesta es no. No, la persona no está tomando decisión totalmente consciente en su vida. No, tanto como podría gustarles pensar que ellos lo están, otras personas no son totalmente responsables de los eventos y experiencias en la vida de otra persona.

Aquí entra el concepto de opción. Hay varias teorías en cuánta opción es que nosotros realmente tenemos. Algunos individuos creen que nosotros tenemos opción absoluta por sobre todo lo que pasa en nuestras vidas. Nosotros tenemos una opción donde nosotros vivimos, y con quien nosotros nos casamos, y donde nosotros trabajamos e incluso el momento de nuestro nacimiento y familia en la que nosotros nacimos. Nosotros tenemos una opción de sí permanecer en una situación o seguir de paso.

Quizás en el otro extremo de esto está el que nosotros tenemos poca o ninguna opción, tal es el concepto del destino. La creencia de que una persona se predestina para experimentar todas las cosas que pasan en su vida. Los casos más extremos de esto creen que el individuo es impotente para efectuar cualquier cambio en su vida. La creencia que ellos no son más que un peón en el gran juego de la vida.

Uno podría defender ciertamente que tener la creencia que ellos son impotentes en su vida es de hecho una opción. Uno también podría defender que un individuo fue predestinado para tener más poder personal en su vida. En cualquier caso, es el reconocimiento de las creencias de otro individuo las que son importantes. También es importante señalar que al reconocer las creencias de otro individuo usted estaría de acuerdo con ellos y hasta accedería a aceptarlas como suyas propias.

Para tener éxito en este programa usted debe llegar a un acuerdo entre usted y su cliente acerca de cómo este programa afectará al individuo. Es esencial en el mismo principio del programa que usted sostenga y ejerza la creencia que el individuo es la causa de por lo menos la mayoría, si no todas, las cosas o situaciones que suceden en su vida.

En el caso del individuo que tiene como valor predefinido un poder más alto, usted necesita simplemente apuntar que ellos se han dado la oportunidad para la experiencia. Las herramientas están haciéndose disponibles para su uso. ¿Ha golpeado la oportunidad? ¿Contestarán ellos la puerta?

¿Qué cambios específicos espera lograr el cliente? Tenga eso muy presente. Cambios físicos, a menudo dramáticos, ocurrirán mientras que el programa se lleva a cabo. Es sin embargo beneficioso, si no es que completamente obligatorio, el tener una comprensión clara acerca del resultado deseado del programa. Discutiendo con detenimiento el resultado deseado, usted establecerá una relación más profunda y entendimiento con el cliente. Cuando usted se involucra en éste proceso es que usted descubrirá a menudo razones ocultas o subyacentes para los cambios deseados. A través del uso eficaz de sondear con preguntas y la debida continuación de cuestionarios, usted puede descubrir que el individuo tiene una ganancia secundaria para ya sea tener éxito, o igualmente fallar con el programa. En el evento de que esto ocurriese usted puede usar un reajuste o técnica de la integración para modificar la creencia previamente sostenida del cliente.

Terapeutas bien entrenados o practicantes de PNL pueden realizar la intervención como parte de la sesión inicial. A los individuos que empiezan a trabajar en este campo se les recomienda que antes de iniciar la terapia, sugieran al cliente iniciar con alguna terapia adicional antes de empezar el programa, o de preferencia se refiere al cliente con algún colega.

Como parte de la discusión inicial es importante establecer la historia del individuo. ¿En qué clase de terapias o programas se ha involucrado? Establezca que fue lo que tuvo éxito o resultó beneficioso acerca del programa. Determine lo que no funcionó. Pida la opinión del cliente acerca de por qué no funcionó. Él sabe por qué no funcionó. Si él le contesta que "no sabe", pregúntele de nuevo. Esto es muy importante. Esto les puede ahorrar a usted y a sus clientes mucho tiempo. ¡Sea persistente! Si todo lo que ellos probaron en la vida hubiese funcionado ellos no estarían ahora solicitando la ayuda de usted.

Yo hice referencia al cliente que está frente a usted. Usted puede ganar tiempo y recabar importante información a través del teléfono por medio de una encuesta escrita. De hecho el uso de una encuesta extensa puede ser a menudo una herramienta inestimable. O puede ser llenado por el individuo o por un entrevistador o asistente en el momento que se hace la cita inicial. Sin embargo es indispensable que usted tenga tanta información disponible como sea posible cuando usted empiece el programa. Le permite utilizar los canales no-verbales así como proporcionar regeneración inmediata e investigación en materias que podrían pasarse por alto o que tal vez podrían omitirse.

Después de que todas estas otras áreas se han discutido dependiendo en su estilo entrevistador es muy importante discutir el aspecto compromiso. Mientras muchos, si no todos sus clientes se motivan inicialmente, un programa de 8-10 semanas puede considerarse bastante largo. Sea consciente que usted no sólo pudiera convertirse en el terapeuta del cliente, sino también muy posiblemente en su entrenador y motivador.

Recuerde, las variables más importantes en la velocidad y éxito de El Programa "Moldea Tu Cuerpo"® son consistencia y frecuencia. El cliente que se permite de forma consistente una media hora, o más veces por día de espacio en un ambiente callado, sin interrupciones, logrará estadísticamente más rápida y significativamente la mayoría de los resultados.

Las consideraciones financieras son a menudo una preocupación. La experiencia reportada en éste programa es comparable a la mayoría de otros. Si la terapia no se paga por completo al inicio entonces el potencial de que el programa fracase se multiplicara por el refuerzo negativo que existe. Esto no beneficia al cliente ciertamente. El problema de las garantías es similar. Si una persona requiere una garantía de devolución de dinero, parte de la certeza de que ellos casi están pidiendo permiso o autorización para fallar. Cada terapeuta debe dirigirse a estos problemas en una base personal, así como el valor del programa respecto al tiempo que el terapeuta dedicara a cada cliente.

En el momento de esta edición en 1993 no era raro cobrar una cuota de $300.00 por hora por un practicante de PNL experimentado. Por consiguiente un programa de 8 semanas, por 10 horas se cobraría de acuerdo con tal tarifa. El beneficio global de El Programa "Moldea Tu Cuerpo"® incluye reserva mental, emocional así como los aspectos físicos no-invasivos para el individuo. Acoplado con la rapidez del cambio global, es que el valor del programa realmente se ha recibido bien.

Después de una discusión completa de cada uno de éstos componentes y conceptos verifique la congruencia entre la comprensión y aceptación del individuo hacia los principios a ser utilizados. Si usted descubre cualquier resistencia o incongruencia, asegúrese y diríjase a ello en la sesión inicial. Si puede resolverse, perfecto. Si no puede, o el individuo está principalmente interesado en cambiar para agradarle a alguien otra cosa que usted puede escoger hacer es pensar en otra terapia con usted u otro terapeuta antes de continuar con el programa.

Aceptar tratar a un individuo que sólo está parcialmente decidido o se encuentra incierto sobre cualquier aspecto de cambio o de lo que se requiere de él en el programa implica abrirle la puerta a una innecesaria oportunidad de experiencia menos que óptima para el cliente y por consiguiente para el terapeuta.

La sesión Inicial

¿Ha reservado usted bastante tiempo para realizar una entrevista clínica a profundidad? ¿Logró usted la relación inconsciente? ¿Es usted consciente de la primacía del cliente y de sus sistemas representacionales primarios? ¿Es el cliente normal o invertido? ¿Ha respondido el cliente favorablemente a las pruebas de sugestibilidad? ¿Identifica usted claramente los componentes y los niveles diferentes de complacencia? ¿Ha discutido usted quién es responsable y quien esta al mando?

En mi experiencia, y la de algunos de mis colegas, una sesión inicial de tres-horas parece ser lo óptimo. Me han preguntado tanto terapeutas como clientes; ¿"Qué hace usted durante tres horas?" Responderle a los clientes es fácil. Usted simplemente explica que toma tal cantidad de tiempo extraer toda la información necesaria para desarrollar un programa personal eficaz para el individuo.

Los terapeutas pueden ser por otro lado realmente resistentes a este acercamiento. Desgraciadamente todavía muchos terapeutas se encierran en el concepto y práctica de la hora de 50 minutos de terapia. Las técnicas e intervenciones empleadas en El programa "Moldea Tu Cuerpo"® así como en otras técnicas avanzadas de PNL y Terapia de la Línea de Tiempo pueden realmente tomar muy pocos minutos. Los resultados de estas técnicas e intervenciones pueden ser sumamente beneficiosos. A menudo los resultados pueden llevar a los cambios de estilo de vida más significantes. La ejecución y aplicación de estas técnicas se basan en la recolección completa y eficaz de la información necesaria.

La sesión inicial de tres horas le permite al terapeuta la oportunidad de recabar información a un paso más relajado. El cliente está a menudo menos inclinado a proporcionar respuestas breves. El conocimiento de tiempo adecuado para discutir problemas es importante. Permite una sesión más relajada.

El terapeuta experimentado está utilizando virtualmente cada palabra o contestación no verbal dada por el cliente durante esta sesión inicial. Determinará que sistema representacional (visual, auditorio o kinestético) está usándose, así como el sistema de primacía. Se hace la determinación acerca de que si el sistema de primacía está igual que el sistema representacional primario. La atención a los operadores de modalidades usados es importante.

Al hacer las determinaciones iniciales es importante probar la exactitud. ¿Es el cliente normal o invertido? Cuando usted determina la validez de sus observaciones, es entonces cuando usted puede empezar a verificar estrategias o programas que estarán utilizándose.

Durante este proceso, usted puede escoger verificar la relación inconsciente a través del uso de idioma, reflejar o emparejar la conducta física. Cuando usted establece relación inconsciente empieza a dirigir o modificar la conducta.

Habiendo logrado esto, empiece a introducir pruebas de sugestibilidad.

Usted puede escoger usar las pruebas de sugestibilidad ocultamente al principio. Cuando usted percibe complacencia, aceptación, y recibe retroalimentación positiva, usted puede decidir si desea explicar algunas de las pruebas que usted ha usado y la consecuente respuesta del cliente. Esto es muy importante. Una vez que el cliente ha respondido favorablemente a una o más pruebas de sugestibilidad señáleselos. Estas pueden ser tan simples como pedirle al cliente reposicionar sus manos o tomar una respiración profunda.

Algo que presupone trance induce trance. Mantenga una actitud positiva, segura, con tono de mando en todo momento. Su cliente manifestará las creencias que usted sostiene sobre ellos. Si usted tiene cualquier duda sobre su habilidad de ayudar a un cliente a lograr resultados positivos a través de las sesiones con usted refiéralos a otro profesional.

Es importante discutir los diferentes niveles de complacencia durante el trance. Explique los aspectos variantes o característicos de estos estados. Usted puede compararlos a las pruebas de sugestibilidad. Explique las diferencias entre el alto y bajo tiempo del trance. Discuta los estados que ocurren naturalmente, así como la frecuencia o ciclos en los que ellos ocurren. Es importante explicar brevemente cómo funciona el proceso atención enfocada. Ciertamente un componente importante de esta discusión es el proceso de terminación o conclusión del estado de trance. Explique lo que pasa si el terapeuta deja de hablar en el medio de una sesión o si se detiene la cinta o el caset. Hágale saber y afirme muy claramente al cliente que el siempre está en control.

El control es una preocupación mayor. El cliente necesita estar consciente que toda la hipnosis es auto-hipnosis. Que el terapeuta es sólo una guía. Un guía muy experimentado y muy especializado. Sin embargo el individuo estará haciendo todo el trabajo. El terapeuta en este respecto escomo un entrenador. El cliente realizará entrenamientos mentales varias veces durante la semana y reportará o traerá informes de los resultados. El terapeuta procederá a modificar o reforzar el programa para ayudar al individuo a lograr su resultado o meta. El aspecto más importante de este programa es el fortalecimiento personal y el auto-concepto mejorado. El cliente siempre será responsable de sus logros.

Sesiones

¿Está cumpliendo el cliente en su compromiso? ¿Atienden ellos a sus citas? ¿Está usted, el terapeuta, permaneciendo optimista y alentador?

Éste es un programa sumamente eficaz. La clave mayor para el éxito es compromiso, ejecución y llevar a cabo. Yo no puedo evitar dar bastante énfasis a la importancia de una rutina diaria, un uso casi ritualístico del programa. Entre mayor sea la consistencia y el uso del programa mayor y más rápido serán los resultados.

Las sesiones semanales con el terapeuta se diseñan para la retroalimentación y modificación del programa si es necesario. También se usan para dirigirse a problemas individuales que pueden tratarse concurrentemente con El programa "Moldea Tu Cuerpo"®. Además estas sesiones sirven como sesión de refuerzo. Una oportunidad de compartir éxitos y/o expresar preocupaciones. Las sesiones semanales mantienen el apoyo continuado y el compromiso del cliente con el terapeuta.

Si un cliente comienza a faltar o de forma consistente reprogramar citas esto puede ser una fuerte indicación de la falta de compromiso. Si esto es así, entonces se corre el riesgo de que el éxito del programa puede minimizarse. Para evitar el potencial de esta situación, enfatice la importancia del compromiso del cliente con el terapeuta. Ponga un horario definido de la cita y manténgalo siempre que sea posible.

Como terapeuta es su responsabilidad y obligación permanecer positivo y optimista. Recuerde, usted creyó que su cliente podría obtener las metas en las que usted ha estado de acuerdo o usted no los habría aceptado como un cliente.

Cintas

¿Qué tan a menudo escuchan ellos sus cintas? ¿Está usando usted cintas personalmente creadas o pre-grabadas? ¿Cuántas cintas diferentes proporciona usted su cliente? ¿Se atienden todos los sistemas representacionales en las cintas? ¿Está dirigiéndose usted a las áreas de interés del cliente? ¿Disfruta el cliente las cintas? ¿Cuáles son las partes favoritas del cliente de las cintas? ¿Recuerda el cliente las cintas?

La frecuencia en que el cliente escuche las cintas parece tener una correlación directa a la velocidad y cantidad de cambios que tienen lugar. Para obtener resultados óptimos yo recomiendo que el cliente escuche las cintas tres veces por día. Típicamente primera mente por la mañana, de nuevo a medio-día o tarde y finalmente cuando ellos van a dormir por la noche. Es importante que el cliente escuche a las cintas en un momento cuando estén libres de otras distracciones o interrupciones.

Cuando yo empecé a desarrollar El programa "Moldea Tu Cuerpo"® yo creé nuevas cintas para cada cliente en vivo por cada sesión. Durante los años yo he desarrollado y he refinado una serie de seis audiocasets que yo uso ahora exclusivamente. Yo atiendo a un cliente en la oficina y uso una inducción espontánea con sugerencias específicas que se relacionan a los puntos discutidos durante la sesión de ese día. Sin embargo muy raramente yo grabo estas sesiones. En caso de una solicitud especial o necesidad solamente, crearé cintas específicas para un cliente.

Las cintas que yo grabé son de aproximadamente 20 minutos de duración. Las cintas tienen un lado de uso por la mañana ó del día y un lado para el uso de la noche. Yo desarrollé y probé clínicamente música de fondo de relajación progresiva. La música es importante para integrar ambos hemisferios tanto el derecho como el izquierdo del cerebro. Segundo, la música específica que yo uso se acopla con la vibración de las glándulas endocrinas o sistemas de las chacras. En tercer lugar, establece una ancla auditiva.

La primera cinta en mi serie es una inducción muy lenta, profunda, llamada cinta de uso general. Contiene sugerencias indirectas así como sugerencias directas. La cinta se usa como una ancla que se refuerza y se construye con las subsecuentes cintas. Las cuatro cintas que constituyen la serie del cuerpo son simplemente visualizaciones. Las cintas enfocan cada una las áreas diferentes de desarrollo personal. La sexta cinta contiene sugerencias sobre el mantenimiento y proyección del futuro.

A través del plan específico de estas cintas una sola cinta de 20 minutos, le ofrece el valor restaurativo de una siesta de 90 minutos al cliente. Después de escuchar el lado diurno de la cinta un individuo típicamente se siente refrescado y revificado. El plan conciso de la cinta incluye todos los aspectos del sistema representacional con modelos del idioma diestramente insertado. Una de las consideraciones para la longitud de la cinta es utilidad. Una cinta de 20 minutos le permite al usuario el lujo de la flexibilidad de encontrar mas tiempo para escuchar a la cinta. Las cintas pueden volverse una parte íntegra de un descanso diario o durante la hora del almuerzo. Las cintas no se diseñan para ser escuchadas mientras se están realizando otras tareas como manejar un automóvil u operar maquinaria.

La parte de la retroalimentación en las sesiones semanales debe dirigirse a la satisfacción del cliente y respuesta al uso de las cintas. Averigüe cuales son las partes más memorables o agradables de las cintas. Usted puede utilizar estas áreas en sus sesiones. Si hay solicitudes o necesidades específicas usted puede dirigirse a ello en sesiones en persona o puede crear una cinta específica para dirigirse a los problemas que hayan aflorado.

Por ejemplo yo tenía un cliente que tenía recuerdos agradables de estar en las montañas. Ella disfrutó la nieve, el aire frío, una tina caliente y una hoguera. A su solicitud yo creé una cinta personalizada para ella. La cinta se mantuvo dentro de los parámetros de las otras cintas. Conteniendo todos los aspectos de los sistemas representacionales así como las demandas específicas.

Algunos clientes pueden tener cintas favoritas o partes de cintas. Otros clientes pueden tener poca o ninguna recolección de lo que está en las cintas. ¡Eso es perfecto! De cualquier modo, si ellos pueden recordar las cintas o no, lo que importa es que si una persona disfruta la cinta está bien. A veces ellos reportan que ellos estaban visualizando las cosas antes de que incluso fueran mencionadas.

Hay una creencia ampliamente sostenida de que si usted no tiene ninguna recolección de una cinta o sesión entonces es que ha entrado directamente en su mente inconsciente. Esto es fabuloso, ya que todo aprendizaje toma lugar en la mente inconsciente. Nuestra meta real en El programa "Moldea Tu Cuerpo"® es ganar aceptación de la mente inconsciente.

Progreso

¿Están experimentando sus clientes el tipo de resultados reportados en el capítulo 7 sobre los informes de la investigación? ¿Qué cambios físicos están ocurriendo? ¿Cuáles son los cambios globales del cliente? ¿Han cambiado ellos cualquiera de sus metas o deseos? ¿Cómo se sienten ellos sobre estos cambios? Están ellos ¿motivados y optimistas? ¿Se prepara usted con respuestas que se le podrían proponer a usted?

Para trazar el progreso el cliente deberá mantener un reporte diario. Hágales ser lo más específico posible si desea. Cuanto mayor su involucramiento en una base diaria mayor se vuelve la participación inconsciente. Pídale al cliente que guarde notas de cuántas veces por día escucharon sus cintas. ¿A qué hora de día escuchan ellos las cintas? ¿Dónde están ellos cuándo escuchan las cintas? ¿Qué comieron ellos? ¿Qué tipo de ejercicio realizaron? ¿Qué pensamientos han tenido sobre ellos? ¿Qué cambios han notado?

Otro aspecto importante es el éxito continuado y motivación del cliente. Señale el progreso que el cliente está haciendo. Refuerce el cambio más mínimo incluso en perspectiva mental, actitud o apariencia física. Cuando el cliente reconoce los cambios que ellos están haciendo es que ellos se vuelven capaces más rápidamente y fácilmente a creer que habrá cambios aun mayores. Esto crea más aun la perspectiva positiva y optimista y una buena disposición.

Como terapeuta usted es la persona en quien su cliente confiará y contará. ¿Se prepara usted a contestar a todas las preguntas que pueden venir? Usted necesita hacerlo de una manera consistente a favor, y constructiva. Usted debe ser capaz de reestructurar inmediatamente cualquier negatividad que pueda darse en un logro positivo. Como terapeuta usted necesita enfocarse al futuro, y reforzar los aspectos positivos del programa que el cliente está experimentando.

Creando el futuro

¿Qué instrucciones ha dado usted al cliente para el mantenimiento? ¿Ha utilizado usted la progresión de edad para permitirle a su cliente experimentar todos los aspectos de los cambios?

El programa de mantenimiento que yo desarrollé y utilizo consiste en refuerzo positivo extenso y fijado. Yo utilizo un bombardeo casi constante de refuerzo inconsciente. Esto contiene todos los sistemas representacionales. Se diseña para utilizar los aspectos y componentes de la vida cotidiana. Reflexionar por ejemplo al notar la figura en espejos, la percepción de ropa, facilidad de movimiento, cumplidos positivos y conversaciones internas y externas.

El utilizar la progresión de edad le permite al terapeuta preguntarle al cliente si hay cualquier área adicional que necesitase ser atendida en el momento de la terapia. Verifique la congruencia en cualquier caso. Si más cambios extensos se necesitaran, haga que su cliente pueda pensar o considerar atenderlos. Después revise la progresión al futuro una vez más para verificar complacencia. Repita este proceso hasta que usted tenga un cliente totalmente satisfecho y congruente.

Capítulo Once

Guiones

Inducción Básica

Acomódese en una posición cómoda.

eso es, ... muy relajada

Empiece tomando una inhalación muy profunda por su nariz...

Y soltándola lentamente por su boca. ... Eso es.

Ahora tome otra inhalación profunda por su nariz...

y ésta vez, cuando usted la suelte por su boca,

Haga el sonido "Haaa...", como en Hawai.

Eso es, ... muy bien.

Tomando dos veces más de tiempo para exhalar que al de inhalar

Y en su próxima inhalación, respirando profundamente por su nariz,

Sostenga el aire brevemente,

y cuando exhale por su boca y haga el sonido "Haaa...",

Permita que toda la tensión deje su cuerpo.

Eso es, ...muy bien.

El cuerpo totalmente relajado, totalmente libre de cualquier preocupación... totalmente relajada. ¡Muy bien!

Y mientras continúa respirando de esta manera, poniéndose aun más relajada,

podría querer tomar un momento ahora para agradecer a su mente subconsciente, ...eso es...

Es a quien ahora nosotros nos estamos dirigiendo y agradeciendo por haber cuidado tan bien de usted durante todo este tiempo.

Eso es, simplemente tómese un momento para agradecer a su mente subconsciente por amarle, y constantemente cuidarle,

todos los minutos, de todas las horas, de todos los días... y todas las noches... año tras año...

amándole, y cuidándole, tal como aún lo hace ahora.

Su mente subconsciente, le ayudará a hacer todo,

todo lo que puede hacer para permitir los cambios,

¡Para aceptar, y permitir que los cambios tomen lugar AHORA!

¡Eso es! En el momento en que nosotros nos dirigimos a su mente subconsciente, así mismo los cambios están teniendo lugar.

Como si su subconsciente pudiera leer su mente,

y saber los pensamientos antes de que usted sepa los pensamientos,

usted sabe, los pensamientos que usted sabe,

que usted sabe sobre el cambio

que usted sabe que usted está haciendo,

Cuando usted sabe que usted está cambiando.

Sabe usted?

Y ahora que usted sabe esos pensamientos...

Aquellos que usted sabe, que sabe.

Es hora de que esté consciente de cómo esos cambios están afectándolo ahora...

Ya que está ahora consciente, de estos cambios ahora,

que está consciente de estos cambios, ahora,

que es ahora consciente de estos cambios y que puede verlos.

Porque así como usted puede ver los cambios,

usted puede sentir estos cambios que usted ve..

y siente los cambios que usted siente,

cuando usted los ve, usted los siente

cuando usted se da cuenta de qué tan grande y completamente

estos cambios ya están haciéndose,

ahora que usted está consciente de estos cambios,

que usted tiene y que está haciendo ahora mismo a través de estos cambios.

¡Eso es, usted ha cambiado, porque usted está ahora consciente!

... Y cuando usted se da cuenta más aún de la profundidad de su respiración,

es que usted realmente comprende lo relajada que usted está.

Quizás más aún relajada que la última vez que se hubo relajado, más aún se ha relajado ahora.

Y cuando está consciente de cuán relajada está

usted comprende que está tan relajada que comprende que ya no comprende cuán relajada usted está,

porque usted está ahora tan relajada.

Y porque usted está tan relajada,

más allá de estar tan relajada para que pueda permitir todos sus otros pensamientos creativos positivos a manifestarse en el físico en sus pensamientos, en su cuerpo físico

cuando los resultados positivos empiezan a manifestarse...

para cambiar... ¡tomar forma ahora!

Y así como ellos se realizan usted se encuentra en mayor control de su vida... mentalmente, ...emocionalmente, y ...físicamente.

Inducción - 10 Niveles de Relajación

empiece a relajarse ahora,

siéntese o reclínese en una posición muy cómoda,

tomándose el tiempo para relajarse...

y simplemente empiece, cerrando sus ojos...

y empezando a enfocarse...

en su respiración y respirando.

Usted puede escoger respirar por su nariz...

y notar cómo y cuán tranquila y en paz se encuentra…. eso es

y cuando usted exhala… escogiendo exhalar por su boca quizás, ahora…

haciendo el sonido de "Haaa." de Hawai

Respirando por su nariz y sintiéndose relajada,

y exhalando, sintiéndose aún más tranquila, dentro de una gran calma y en un estado aún más profundo de relajación, ahora…

y notando qué fácilmente usted continúa respirando…

entrando aún más profundamente en un estado de relajación, AHORA…

eso es, respirando en calma y tranquila…

exhalando… en un estado aún más profundo, más profundo de relajación, AHORA.

Y así mientras continúa respirando…

Yo podría mencionar que cuando escuche mi voz…

cuando permita a cualquiera ó a todos los otros pensamientos, …cualquier otro sonido… en absoluto…

permitirle simplemente enfocar más totalmente y completamente su atención en mi voz, AHORA.

Y quizás para ayudarle más,

usted podría crear en su mente un cuarto de archivo muy grande, seguro.

Y en este cuarto de archivo usted puede escoger poner cualquiera y todos los pensamientos, preocupaciones, o emociones que usted ha tenido del día,

tomando todo… todas sus experiencias del día,

la acumulación total de su día

y poniéndolos en ese cuarto muy seguro, AHORA.

Y así como usted lo hace… simplemente cierre la puerta con seguro, AHORA.

cerrándolo con llave, Y tomando con usted la única llave, …AHORA.

Habiendo ya archivado todo aquello, me gustaría preguntarle si yo puedo hablar específicamente y directamente a su mente inconsciente.

La parte de su mente que ha estado cuidando de su cuerpo tan magníficamente durante tantos años.

La parte de su mente que ha estado controlando la respiración

y el flujo de la sangre y la formación y regeneración de las células,

de hecho, e incluso la transformación de su cuerpo...

de un punto en la vida a otro.

De un tiempo a otro, de un tamaño y forma a otro...

y comprendiendo que a través del proceso normal de reemplazo, AHORA...

sus células constantemente están regenerando y realineando.

Permitiendo a su cuerpo regenerarse constantemente con células nuevas, y saludables.

Me gustaría reconocer a la parte de su mente subconsciente...

a cargo de todos esos aspectos...

por hacer semejante trabajo tan maravillosamente

Me gustaría también pedir que su mente subconsciente

Pudiera permitir a su cuerpo relajarse totalmente,

y permitiéndole a la mente subconsciente permanecer alerta... escuchando a mi voz, AHORA.

Y si usted podría, AHORA,

cuando se prepara a pasar a la décima fase de relajación...

la décima fase que es el nivel de transformación...

donde usted es uno con la creación y usted mismo, AHORA.

Y en lo que nosotros nos preparamos a llegar a tal punto,

usted puede empezar... a imaginar en su mente...

una luz muy brillante, luminosa, blanca...

empezando a filtrarse en la habitación.

Una luz tan luminosa... tan intensa y tan magnífica,

que todo lo demás palidece y se disuelve en la luz...

permitiendo la luz blanca luminosa simplemente...

abarcar todo. Y todo lo que usted puede ver es este

magnífico, tibio y nutriente cerco de luz blanca sintiéndole rodear su cuerpo...

tibio y abrazado.

Sintiéndose calmada y tranquila

y nutrida por esta luz blanca, AHORA.

Ahora usted nota cuán maravillosa, calmada y tranquila usted se siente...

ahora usted empieza a darse cuenta y permitir que el ligero rayo de luz blanca entre justo a través de la corona de su cabeza...

empezando despacio a fluir relajando cada célula...

cada nervio... y cada músculo,

cuando empieza a entrar por la corona de su cabeza...

ama, sana y nutre, cuando fluye hacia su frente,

a los lados de su cabeza, y la parte de atrás de su cabeza, ahora...

fluyendo despacio hacia abajo... relajando su cuero cabelludo,

relajando y rejuveneciendo su pelo,

cada pequeño folículo de pelo...

rodeándose, acariciado y nutrido por esta luz blanca...

mientras continúa fluyendo hacia sus cejas,

fluyendo hacia abajo y relajando sus sienes,

permitiendo cada célula... cada nervio...

cada músculo... a estar totalmente y apaciblemente relajado, ahora...

mientras la luz blanca empieza a fluir hacia la parte de atrás de su cabeza,

relajando sus orejas... fluyendo hacia sus párpados...

permitiéndoles ponerse muy pesados... ahora.

Muy relajados... y usted nota que en cualquier momento que quisiera que podría abrirlos fácilmente...

pero ahora usted simplemente escoge permitirles permanecer cerrados,

mantenerse relajado y tranquilo...

mientras usted entra en la primera fase de relajación, ahora.

Mientras usted nota la luz blanca que fluye hacia el puente de su nariz,

alrededor de la punta de su nariz... y alrededor de sus orificios nasales..

fluyendo por sus mejillas... y su labio superior,

fluyendo y relajando su mandíbula...

y todos sus músculos faciales...

Nutrido y aliviado, relajando cada nervio, célula y músculo.

La luz blanca relaja sus labios y su barbilla,

y usted puede darse cuenta de que su boca se relaja
incluso...

o sus dientes que se separan...

o incluso su lengua que se relaja en su boca,

y así como usted traga,

usted podría encontrarse más relajada aun...

en esta segunda fase de relajación,

AHORA.

Y notando así como usted traga,

la luz blanca fluye de hecho hacia abajo...

baja a su garganta... aliviando, nutriendo...

baja a la parte de atrás de su cuello...

relajando cada parte de su cuello...

sintiendo su cabeza apoyada cómodamente y relajada...

cuando el ligero flujo corre hacia sus hombros...

permitiendo a cada músculo relajarse...

cada célula... y cada nervio.

Para ponerse aun más relajada,

En esta, la tercera fase de relajación.

Dándose cuenta de sus hombros que se relajan incluso
apoyándose cómodamente y apaciblemente,

cuando usted permite la luz blanca a empezar a fluir hacia
su hombro derecho, su brazo, su codo derecho... su antebrazo
derecho,

fluyendo fácilmente hacia todo su brazo derecho...

toda su muñeca derecha, sintiendo su brazo derecho
poniéndose más pesado,

más pesado con la luz blanca que relaja todas las células,
nervios y músculos...

y su palma derecha,

sintiendo la luz blanca toda la parte de atrás de su mano
derecha...

pasando a su dedo pulgar derecho...

su dedo índice derecho... relajando cada coyuntura por el
camino,

relajándose el dedo del corazón...

su dedo anular... y su dedo meñique, ahora,

cuando usted se da cuenta de la luz blanca

aliviando... relajando... tranquilizando...

fluyendo a través de las yemas de los dedos y aunándose
de nuevo a la luz blanca en el cuarto... en esto, que es

la cuarta fase de relajación... y así como... usted nota que...

usted se da cuenta más aun de su hombro izquierdo...

y empieza a preguntarse si está más pesado que el derecho...

o si el derecho, está más pesado que el izquierdo...

quizás más aun que el lado derecho

el lado izquierdo está relajado,

relajándose, fluyendo hacia el codo izquierdo,

relajando cada célula y músculo por el camino...

sanando y nutriendo, en el antebrazo, y en la muñeca y mano izquierda

relajando y sanando su cuerpo entero

cuando el flujo llega a la palma de su mano izquierda...

en su dedo pulgar izquierdo... y en cada nudillo y coyuntura...

en el dedo del índice... el dedo del corazón... el dedo anular...

Y el dedo meñique, de la mano izquierda.

Usted nota ahora cuán pacífico, tranquilo y relajado

está su brazo izquierdo... y usted no puede decir si el brazo izquierdo o el brazo derecho... está ahora más relajado.

mientras fluye la luz hasta las yemas de los dedos de su mano izquierda,

y en la habitación... mientras siente la luz blanca... ahora, en la quinta fase de relajación... empieza a fluir despacio hacia su espalda...

eso es simplemente relájese,

sus omóplatos, sus músculos...

dejando que la luz blanca vaya aliviando...

fluyendo hacia su espalda... acariciando su espina dorsal...

sus glándulas suprarrenales... relajándola, sana, alivia y nutre...

toda la región de sus riñones... Todas las células y todos los nervios,

todos los músculos de la base de la espalda...

aliviando... nutriendo... la luz blanca curativa...

fluyendo abajo, en esta, la sexta fase de relajación

Cuando usted se da cuenta de la luz blanca que fluye hacia su pecho ahora,

relajando su clavícula y sus costillas...

y sintiendo la luz blanca que fluye hacia su pecho...
permitiéndole ponerse más pesada... más relajada ahora...
como la luz blanca curativa fluye...
alrededor de su corazón... sana, ama y nutre...
amando la luz blanca a través de su cuerpo entero, ahora,
como suave curación la luz blanca acaricia todos sus pulmones
entrando en ellos; llenándolos con salud, equilibrando
relajando, aliviando, continua bajando ahora hacia su abdomen
relajándose y amando; sanando y nutriendo todos sus órganos interiores, ahora, la luz blanca fluyendo despacio y sanando
bajando totalmente hasta su estómago; Usted está más viva; su páncreas; su bazo; todos sus órganos interiores
sanando toda el área de su intestinos
mientras la luz blanca curativa fluye nutriendo todo su cuerpo
en esta séptima fase de relajación, ahora,
cuando usted siente la luz blanca que fluye en sus caderas
fluyendo de su cintura hacia abajo a sus caderas
fluyendo toda la luz blanca en su pelvis
fluyendo hacia sus órganos sexuales
relajándose, sanando, nutriendo,
fluyendo hacia ambos glúteos
fluyendo hacia su muslo izquierdo
sana, nutre y se relaja
permitiendo el muslo derecho o... el izquierdo... a ponerse más pesado ahora
los dos se encuentran tan relajados y tranquilos
cuando la luz blanca energía curativa, amorosa
baje hasta su rodilla derecha e izquierda
en este momento se encontrará en la octava fase de relajación, ahora,
mientras usted siente la luz blanca que fluye bajando hacia sus piernas
fluyendo a sus espinillas y a sus pantorrillas
la luz blanca curativa llega hasta sus tobillos
el derecho y el izquierdo... disfrute, ahora
sintiendo la luz blanca, sanando y amando

Relaje cada célula; cada nervio y cada músculo de su pie derecho y su pie izquierdo simultáneamente baje hacia el empeine y el arco;

la planta del pie y todos y cada uno de los diez dedos de los pies

simultáneamente.

Así entra usted, a la novena fase de relajación, ahora,

cuando usted siente la unidad de la luz

la unidad del cuarto y todo el flujo de la luz nutriendo

como si fuese uno con usted y tome usted un momento

mientras yo cuento al revés de cinco a uno

simplemente haga una pequeña revisión rápida de su cuerpo

y note cómo totalmente y completamente se relajó usted y si usted pudiese encontrar cualquier área de tensión simplemente permítale relajarse

revisando su cuerpo entero... ahora, cuando yo cuente al revés desde cinco

a cuatro comprendiendo cuan totalmente relajada y tranquila usted está

usted entra aun más profundamente en relajación

de cuatro.... a tres ....más tranquila

permitiendo a su cuerpo sanar naturalmente

libre y todavía su mente esta alerta

enfocándose en mi voz ......y dos

diez veces más profundamente relajada ahora

con uno eso es profundamente

en la novena fase de relajación, ahora,

y en lo que usted se prepara a continuar

baje ahora al décimo nivel de relajación

baje al salón de transformación

y prepare a bajar los diez pasos

al tiempo que yo los cuento cómodamente

firmemente baje los escalones al décimo nivel de relajación

y formación de la catalepsia

todavía yendo diez veces más profundo

con cada número decreciente, ahora,

cuando usted baje del décimo escalón ....hacia el noveno,

permitiéndose totalmente a relajarse

baje hacia el octavo escalón moviéndose despacio

y relajada baje hacia el séptimo escalón

y usted continúa abajo al quinto... o es el sexto...

eso es... baje hacia el sexto escalón

y usted sabe que usted está allí, ahora,

en el quinto escalón

donde usted puede ver el cuarto ligeramente encendido ahora al fondo

y usted baja hacia el cuarto escalón

y su anticipación se pone aun mayor

cuando usted está entusiasmada es que usted baja más profundamente

del cuarto escalón al tercero y se hunde más profundo todavía

encontrándose diez veces más profundamente relajada de lo que usted se ha encontrado alguna vez antes. del tercer escalón hacia el segundo

cuando usted está de pie y mira el primer escalón allí

y usted puede llegar cien veces más profundamente

en relajación con este próximo paso, ahora,

hacia el primer escalón, ahora,

más profundamente en tal relajación

mucho más profundamente de lo que usted ha estado alguna vez antes

cuando usted baja hacia la base de la escalera

habiendo bajado totalmente profundamente al décimo nivel

la décima fase de relajación, ahora,

la fase donde toda la transformación tiene lugar

y ahora que usted ha llegado usted sabe lo que vino a hacer aquí

en esta, la décima fase de relajación

en donde encontraremos la oportunidad de permitir que esos cambios tengan lugar porque cuando usted está en el décimo nivel... la décima fase de relajación usted sabe que usted está más allá del tiempo y el espacio

y que todas las cosas suceden en el ahora

y que simplemente teniendo ahora el pensamiento

que todo el cambio se logra en el ahora

y que su mente inconsciente está a cargo de todo el cambio,

puede aceptar ese cambio, ahora, y para que siempre que usted escoja cambiar ahora ...usted puede en ésta, la décima fase de relajación,

ahora y me gustaría hacerle pensar que si escogiese que trabajáramos juntos de nuevo si eso fuera apropiado para usted

y si uno debe estar deseoso y estar de acuerdo en ambas partes

que nosotros le permitiríamos entrar en ésta, la décima fase de relajación,

instantáneamente ya que todo el tiempo se encuentra en el ahora

y para que nosotros hagamos eso

Me gustaría preguntar si estaría bien

Que yo simplemente usara la palabra "relájese"

¿O quizás yo puedo proponerle una pregunta a usted, "le gustaría relajarse?"

¿O "podría relajarse usted, ahora?" Si eso fuera aceptable para usted

eso sería aceptable para mí y siendo aceptable para usted es importante

que simplemente me dé quizás una señal por ejemplo, una inclinación de la cabeza, que me permitiera saber que eso sería aceptable para usted, ahora,

eso es ......gracias

muy bien, entonces en caso de que decidiéramos trabajar juntos de nuevo

en cualquier momento y usted estaría conforme

y yo estaría acuerdo

Yo le pediría simplemente que se relajara y

entrase en la décima fase de relajación

y usted puede encontrar que eso sería apropiado para usted

en cualquier momento en que usted escoja escuchar cualquiera de estas cintas

nosotros lo hemos acordado específicamente

que al principio yo le pediría simplemente que se relajara

a que punto usted entraría en la décima fase de relajación

o aun más profundamente cuando yo le pida simplemente que se relaje

y entrará en la décima fase de relajación o aun más profundamente y sabiendo que usted y yo hemos entrado en un acuerdo en eso

Yo lo dejaré con eso y le pediré simplemente relajarse y entrar en el décimo nivel de relajación

o quizás aun más profundo en ese nivel de catalepsia ahora,

y con eso yo le preguntaría ahora

para empezar a dirigirnos al salón de transformación

y empieza a subir la escalera del décimo nivel de relajación

caminando hacia el primer escalón

y al segundo continuando a lo largo al tercero

y al cuarto Siguiendo al quinto;

el sexto; y el séptimo escalón

en a al octavo escalón

y el noveno y el décimo escalón y el estribo

donde usted se encuentra en la novena fase de relajación

consciente de su cuerpo permita que la luz blanca empiece a salir

subiendo a través de todos los diez dedos de los pies y a través de sus pies

subiendo hacia la corona de su cabeza

sintiendo la luz blanca que fluye a sus piernas

sanando y fluyendo a través de sus rodillas

subiendo a través de su muslo derecho y su muslo izquierdo, ahora,

dejándolos a los dos relajados, aliviados y cómodos

sintiendo la luz blanca que fluye a través de su pelvis; Sus órganos sexuales;

a través de su cintura y sus caderas

sintiendo la luz blanca que fluye

del octavo al séptimo nivel

a través de su abdomen; sus órganos interiores

dejándolos tan relajados y sanos

yéndose a través de su pecho; sus pulmones y su corazón

fluyendo a través de su pecho

dejándolo saludable, simétrico y en salud perfecta

sintiendo la luz blanca que fluye a su parte de atrás

de sus riñones y suprarrenales

totalmente subiendo por la espina y los huesos de los

Siguiendo a la luz blanca que fluye a través de su mano izquierda;

a través de los dedos; La palma; la parte de atrás de su mano y muñeca

sintiendo la luz blanca que fluye a su antebrazo, en su codo y su brazo,

... su mano izquierda ahora y a través de las yemas de los dedos;

...Su palma; la parte de atrás de su mano derecha y su muñeca;

fluyendo a través de su antebrazo; su codo y a su hombro

ya la luz blanca empieza a salir ahora

a sus hombros;

y a la parte de atrás de su cuello y garganta

cuando la luz blanca deja la tercera y la segunda fase de relajación

subiendo a su cara relajando su mandíbula entera y su cara

sintiendo la luz blanca que fluye a través de sus ojos y su nariz

y a través de su frente ahora la luz blanca regresa de nuevo desde su cuerpo hacia el salón dejándolo tan relajado y pacífico al tiempo que la luz blanca se disipa del salón, devolviéndolo en conciencia al salón

revocando nuestro acuerdo que en cualquier momento que nosotros escogeríamos trabajar juntos de nuevo

Yo le pediría simplemente que se relajara

y entrará en esta décima fase de relajación o quizás aun más profundamente

y por ahora voy a pedirle que continúe su día totalmente refrescado y revitalizado como si usted hubiera disfrutado el sueño sosegado de una tarde entera y que al punto en que es tiempo de ir a dormir

usted dormirá tan fácilmente y apaciblemente

despertando en el momento apropiado por la mañana

en lo que yo cuento ahora de uno a cinco

a la cuenta de cinco usted se encontrará completamente despierto, alerta y refrescado todavía nopero justo en un momento

cuando yo cuente de uno a cinco usted se encontrará totalmente despierta, se alertará y se refrescará con entendimiento completo de todos los procesos que serán apropiados para usted

para permitirle entrar ahora en la décima fase de
formación de catalepsia
Yo le pediré simplemente que se relaje
a tal punto usted entrará a la décima fase de relajación o
quizás aun más profundamente ahora
en lo que nos preparamos a avanzar ahora
de uno a cinco .....a cinco hallándose usted despierta,
alerta y refrescada
avanzando ahora de uno a dos y con el número dos
simplemente
usted se da más cuenta de su cuerpo
y cuando nosotros vamos de dos a tres
usted se percata las cosas alrededor de usted
sensaciones, quizás incluso los sonidos alrededor del salón
cuando nosotros vamos de tres a cuatro
sintiéndose más refrescada y alerta
ahora tomando una respiración muy profunda
respirando cómodamente y normalmente ahora
muy tranquila cuando nosotros vamos de cuatro a cinco
abriendo sus ojos en cualquier momento
encontrándose bien despierta, alerta y bien refrescada
con el movimiento normal que regresa a su cuerpo
bien despierta, como si usted ha tenido el sueño de una
tarde entera
muy buen trabajo, en verdad.... Muy bien..

La Ensenada Privada

[Ya habiendo hecho una inducción profunda.]
.... Encuéntrese, ahora,
recostada, cómoda y cálida...
en su muy apartada, privada, ...cómoda, ensenada en la
playa.
recostada, ...en una suave y tibia toalla,
siendo soportada suavemente por la arena cálida,
Contorneándose bajo su cuerpo.
Y mientras que usted se recuesta,
sintiendo el sol cayendo sobre su cuerpo...
note cómo se siente muy, muy tibia.
Casi como si se estuviese tostando en el sol.

Usted sabe...el tipo de calor de cuando apenas empieza a brillar,

con el más ligero brillo de... quizás la transpiración en su piel.

Y todavía usted está consciente del más ligero soplo de brisa que flota desde el océano, y refrescándola con una temperatura que es justamente la ideal.

Y mientras usted descansa sintiendo el sol sobre su cara; ...en sus pechos; ...en su abdomen; sus muslos; ...Sus piernas; .....sus brazos...

y este calor que le empapa... esta luz calurosa, dorada, resplandeciente...

Es casi como si pasara directo a través de la corona de su cabeza...

fluyendo a través de su cuerpo entero,

llenándolo todo... llenándolo todo por completo...

ahora se da cuenta de los sonidos del mar;

del viento que sopla... y el constante pulsar y vibrar del océano.

Y el agua se desliza por la arena y regresa al mar una vez más deslizándose suavemente. Mientras nota cómo el sonido del mar...menguando y fluyendo...

pulsando constantemente con el va y ven del agua en la orilla...

Y así como el mar lo hace... entonces usted comprende que igualmente el corazón bombea su sangre de un lado a otro... y de arriba abajo a través de su cuerpo.

Y al igual que el mar que lleva tantas cosas hasta la playa,

y las deposita en la orilla su sangre hace lo mismo...

con todos los nutrientes y el oxígeno dentro de su cuerpo.

Moviendo todos los nutrientes alrededor de su cuerpo,

Y depositándolos en las partes de su cuerpo, donde son deseados y necesitados ahora.

Y así como usted esta consciente de este suceso... y su respiración, percibe y huele la frescura del aire salado en su cuerpo... siente la humedad mezclándose con su propia piel.

Comprende que su cuerpo está principalmente hecho de agua,

y que los 96 elementos en el agua marina son los mismos, que los 96 elementos en su sangre.

Y que de muchas maneras usted es en este instante, uno con el mar...

cuando pulsa, cuando va y viene, constante...

Constante, va y viene cambiando en la vida,

y todavía siendo...básicamente el mismo.

Y así como el mar removerá arena de la orilla,

quitando y depositando arena... cambiando el espacio...

cambiando las formas y contornos de la orilla...

usted, mismo empieza a formar y cambiar los contornos de sus propios parámetros.

Su propio contorno se encuentra el agua;

su propio cuerpo hace crecer células.

Comprendiendo que no es nada diferente del proceso de tostarse en el sol...

Ya que usted está ahora... como horneando un pastel,

y la mezcla empiezan a subir con los ingredientes apropiados...

en las proporciones apropiadas, ahora.

Y en su propio cuerpo...

en las proporciones apropiadas, ahora,

Siente un cambio en la arena bajo usted.

usted simplemente empieza a moverse ligeramente,

para permitir los contornos de la arena alinearse con los contornos de su cuerpo...

Usted siente ese calor moderado; esa firmeza alrededor de su espalda...

Sus caderas; las parte de atrás de sus muslos, y pantorrillas y rodillas...

Sintiendo el apoyo por su espalda; sus suprarrenales; sus riñones...

el calor moderado que surge de la tierra a través de la arena;

sosteniendo sus hombros;

la parte de atrás de su cuello; la parte de atrás de su cabeza...

sienta el sol sobre usted, y la luz... la luz dorada, cálida...bajando hacia su cabeza; hacia su cara... llenando y rejuveneciendo la humedad en su piel;

la humedad del mar; la humedad de la creación...

todos sobre usted, ahora.

Su como si usted sintiera cualquier señal de envejecimiento... de arrugas...

empezando a fundirse;

empezando a desaparecer y fundirse como mantequilla en el sol... suavizando...

tan suave, tan sedoso... cómo una brisa ligera simplemente empieza a llevarse cualquier arruga que puede haber intentado formarse.

Y nota que al tiempo que se mueve por el cuerpo así,

y lo mantiene suave, y fresco... sintiendo su piel como suave y lisa seda.

Y consciente de la suavidad recorriendo toda su cara;

Baja hacia su cuello; su garganta...

sintiéndola tan suave y firme...

y aún así cuán elástica es la piel;

cuán juvenil, de hecho, se siente ahora.

la suavidad conecta alrededor de su pecho;

su clavícula; ....y por sus pechos...

sintiendo la luz del sol en sus pechos, y la tibieza que se creó en su pecho.

Notando cómo su pecho se levanta y baja con su respiración...

cómo se vuelve más rápida y más profunda ahora.

Note que mientras más profunda la respiración que usted toma, más se extiende su pecho;

y más alto son elevados los pechos en el aire,

y el más alto ellos se ponen por encima de su cuerpo...

y más la brisa... empieza a juguetear recíprocamente con ellos.

Sienta la frescura de la brisa por sus pechos;

por sus pezones; contrastando con el calor del sol...

el brillo, la humedad brillante, de su piel en el sol...

Constantemente refrescándose; constantemente calentándose...

mientras el proceso va a eliminar excesos y toxinas a su piel...

la respiración aumenta el flujo de oxígeno en sus pulmones.

En su torrente sanguíneo; Y en sus pechos, ahora.

Y así como usted respira... usted siente el flujo de la sangre que aumenta en sus pechos... donde todos los vasos sanguíneos y venas están extendiéndose ahora...

al igual que los afluentes diferentes de un río,

ellos empiezan a inundarse con enorme presencia de energía

y nutrientes que se bombean ahora en sus pechos...

Permitiéndoles ponerse más llenos, más firmes y más grandes.

Y con cada inhalación que usted toma, es tal como bombear a un neumático de bicicleta...

Ya que sus pechos se han puesto más llenos,

más firmes... eso es...

En simetría perfecta... ahora.

Note como ellos se ponen aun más grandes y más llenos, ahora... ellos se ponen aun más sensuales...

E incluso la presencia de la brisa por sus pezones es sumamente sensible y sensual... ahora. Toma conciencia de esto.

También sea consciente que una simple célula puede dividirse y puede volverse dos, Y dos se vuelven cuatro;

Cuatro se vuelven ocho;

ocho se vuelven dieciséis,

Qué entonces se vuelven treinta y dos;

Volviéndose sesenta y cuatro;

Volviéndose ciento veintiocho;

Volviéndose doscientos cincuenta y seis;

y sin parar y sin parar...

Más rápidamente y más rápidamente;

multiplicándose... a siete millones de células por día,

Reemplazadas en su cuerpo... ahora.

Y usted... la mente inconsciente... eso es... usted...

la mente inconsciente... es consciente de cómo aumentar aun más rápidamente esto...

Ahora de hecho, ése es su tarea;

Su preocupación; su responsabilidad...

así como usted ha mantenido el cuerpo a lo largo del tiempo...

Y ahora le han dado cargo directo de realinear el cuerpo;

para cambiar la representación física exterior,

y comprende que eso es sumamente poderoso...

ahora... el poder de conocimiento; el poder de madurez;

el poder de su propia comprensión acoplado con la energía y flexibilidad de la juventud... ahora.

más fuerte; aún más poderosa; más gloriosa usted...

encuentre que igualmente su nivel de energía aumenta en todos los sentidos...

con cada latido de su corazón... sintiéndose más fuerte y muy bien...

Sintiendo ese pulsar en sus pechos; alrededor de su corazón; y aun más.....

Mientras que la fuerza de vida en su cuerpo está aumentando usted vibra más cerca de la luz; de la del sol... muy bien, así es.

Y cuando usted nota el flujo de la sangre que aumenta en sus pechos, usted también es consciente de la sensación aumentada; .....de la vibración que aumenta a lo largo de su cuerpo entero, ...ahora.

Comprenda que todos los procesos han sido acelerados;

comprendiendo que la circulación aumenta toda desde la punta de sus dedos del pies a la corona de su cabeza...y todos los puntos entre el medio.

Comprenda que, casi como si usted estuviera apretando un tubo de pasta dentífrica,

usted nota que tal cuál su cuerpo empezando desde los dedos de los pies a través de sus piernas; sintiendo el reafirmar de sus muslos;

sus caderas, todo va empujado hasta llegar a sus pechos, llenándolos.

Sienta las células que aumentan por el recorrido...

poniéndose más saludable y más saludable;

Comprendiendo que en sólo 30 días usted tiene una completamente nueva y juvenil piel ahora.

Comprendiendo que durante su proceso normal de eliminación, reparación y reemplazo,

Se está trabajando... creando esa representación de su cuerpo...

Del nuevo cuerpo, ahora.

Sabiendo esto... siente su cuerpo suavizado... entibiado... en el sol.

Sea consciente de algo que alguna vez se interpretó o se percibió como una imperfección, ahora se ha fundido lejos en la luz del sol.

Y a través del proceso normal de eliminación,

Mientras que usted está revisando su cuerpo...reemplazándolo con el prototipo perfecto de salud... con la imagen perfecta de usted...

aquella que usted sabe que ha creado para ser, ahora.

Tan pronto cuando usted esté consciente de todos estos cambios alineándose, y que su cuerpo los acepta, ahora, ...

usted se encontrará con los medios para sentarse derecho,

echando una mirada alrededor de esta playa muy privada; muy segura

en control completo usted se yergue recta sobre sus pies...

sintiendo todo ese calor de la arena...

casi caliente... al toque...

Usted casi da brincos hacia el agua,

y usted siente el peso de sus pechos que han aumentado...

La llenura de la manera que ellos se mueven con su cuerpo.

el peso de sus pechos en su pecho...

la manera en que la piel se tensa tan ligeramente en sus hombros y bajo sus brazos y a los lados... la tirantez de sus pechos que bajan por sus costillas a su plexo solar...

la excitación y sensualidad de sus pezones en la brisa...

cuando usted se da cuenta de la fresca, mojada, arena húmeda bajo sus pies...

cuando usted se acerca al agua...

Más cerca al borde del mar empieza a entrar despacio...

sintiendo el agua que fluye a alrededor de sus tobillos... refrescando y aliviando... todavía, sólo una temperatura tibia y refrescante...

que es ahora perfecta...

Sintiéndole arremolinarse alrededor de sus pies y a sus piernas...

soportando y limpiando sus pantorrillas y sus espinillas...

y note cuán calmante es cuando sube a sus rodillas

Como el movimiento del océano está dando masaje a todas las coyunturas de su cuerpo y se relaja.

Dése cuenta del soporte que dan sus rodillas cuando el movimientos del agua llega a sus muslos...y nota la tirantez de sus muslos...

note cuán firmes se han vuelto...

note la tonicidad de su piel... tan suave y firme...

ahora, cuando usted descarga todo el exceso en el mar.

Usted siente que su genitales empiezan a ser refrescados por el agua......

como el agua sube a sus caderas y por encima de su abdomen y cintura...

sintiendo la frescura arremolinándose y girando en de rededor de usted...

la sensación del hormigueo,

cuando empieza... despacio... a subir a sus pechos...

en el mar, sintiendo la arena entre los dedos de los pies...

sintiendo la acción limpiadora de la naturaleza abrasiva de la arena,

y la percepción de la arena...

suspendida en el agua... fluyendo por todo usted...

ayudando su cuerpo a exfoliar los excesos...

permitiendo el pulsar y movimiento del mar a limpiar y purificarla ahora.

Sienta sus pechos que empiezan a entrar en el mar,

y sienta la flotación que tiene lugar con sus pechos perfectamente proporcionados, ahora.

Y la sensación excitante en sus pezones,

con la frescura del agua...

sienta esa sensación, ahora.

Al tiempo que el peso se libera de su pecho...

cuando sus pechos están flotando ahora en el agua,

mientras que usted mismo está flotando en el agua...

nutriéndose en este continuo pulsar, en la fluida interminable fuente de poder... apoyado al igual que en el útero,

con todos los nutrientes usted necesita dentro del aguamarina....

limpiando, refrescando, sintiendo que lo abraza en el agua...

Experimentando el océano alrededor de usted...

apoyándolo.purificándolo, vibrando con usted...

Usted es uno con el mar.ahora.

Una vez más, así como este poder del mar...

con su fuerza mueve la arena trasladándola como las células van cambiando dentro de su cuerpo, realineándose en la orilla...

Quitándolas, y reemplazándolas...

constantemente, como lo hace su mente inconsciente, Ahora.

Realineando las formas; ...los modelos;

la representación exterior de su cuerpo físico...

así como los cambios en la orilla de la playa.

así lo hace su cuerpo.ahora.

Mientras que esos cambios han tomado lugar....

ponga su cabeza y su rostro una vez en el agua...

Sintiendo el agua que se vierte a través de su pelo;

dándole fuerza... salud... vitalidad

sintiendo el agua...limpiando su rostro...

dándole una nueva apariencia...

Tan juvenil y resplandeciente.

Y ahora que usted se encuentra cómoda,

segura y relajada.

Llena de energía mientras se dirige hacia la playa...

empiece a salir del agua,

y note que siente el agua que deslizándose por su cuello hacia sus hombros...

baje por su espalda y sus caderas...

Sienta el agua que se desliza hacia su pecho;

Por sus pechos y alrededor de sus pechos.

Y cuando usted está de pie allí, mirando hacia sus pies,

usted nota las partes de su cuerpo que se pierden ahora de vista debido a la magnitud de sus pechos... la llenura y el aumento...

el completamente perfecto,

equilibrio perfecto... tamaño perfecto; ...forma perfecta;

y las proporciones perfectas de su cuerpo,

ahora...

tal como el agua recorre su abdomen; sus muslos...

La luz del sol empieza a dorarle.

hasta hacer que se seque una vez más,

y percibe la brisa ligera por la playa...

viendo su propio reflejo en el agua...

de perfección...

Y viendo su propia sombra y silueta en el mar;
en la orilla; sombra en la playa, cuando usted se vuelve...
juguetonamente... del lado a lado...
y ve la silueta cambiar...
representando su propio cambio en la arena...
la cambiante arena que cambia tan fácilmente como las células de su cuerpo... ahora... para conformar a su figura perfecta,
Ahora.
Y sintiéndose refrescada y revitalizada,
ahora, usted toma su toalla...
secándose... y encontrándose completamente libre...
libre y refrescada... quizás alcance en su bolsa, la loción que rocía o frota en su piel... centelleando en su piel,
y nota que cuando frota su propia mano por su cuerpo...
siente que la energía esta presente,
siente el estímulo del crecimiento y del cambio...
particularmente cuando recorre su mano por las áreas de cambio,
y cuando siente sus pechos en las palmas de sus manos...
y en las puntas de sus dedos...
siente la sensación del hormigueo tanto sus pechos...
como en sus manos... y siente la conexión dentro de su cuerpo...
en lo que su cuerpo... amorosamente...
Se transforma......ahora.
Y así como está consciente de esto,
frota o rocía loción en su cuerpo...
por su abdomen... por sus caderas...
sus muslos y piernas... por sus brazos...
sus manos y pies... totalmente ungido con esta maravillosa... maravillosa... loción.
Sellando ahora los cambios,
Y permitiendo que ocurran más cambios.
Sintiéndose ligera y alegre y totalmente cargada de energía,
usted desliza un pequeño vestido...
y usted está consciente que incluso el tejido...
en su cuerpo estimula crecimiento y sensualidad...
y cuando se mueve,
y siente el tejido en su cuerpo...
el hormigueo continúa y aumenta...

siendo una señal que,
de hecho, el cambio está ocurriendo,
Ahora.
Cada movimiento que usted hace...
cada vez que el tejido toca cualquier parte de su cuerpo,
usted se da cuenta más agudamente del cambio,
Ahora.
Cada vez que usted está consciente de él,
el cambio se ahonda hacia niveles aun más profundos...
permitiendo que todos los cambios...
mental, emocional y físico...
tengan lugar.en conjunción con el más alto beneficio...
Ahora.
En lo que usted recoge sus pertenencias,
y empieza a caminar una vez más a lo largo de la orilla del
mar...
festivamente, ligeramente...
en su propia magnificencia...
sintiendo su unificación con el sol...
su unificación con el mar...con la arena
continuando hacia el punto en el que usted vuelve a la
playa pública.
Y cuando arriba a ese punto,
Nota que las personas se dan cuenta de su presencia.
Y sabiendo que usted es la diosa...
la perfección... lo absoluto,
magnífica usted... y usted solamente,
tiene acceso a esa bahía privada...
un lugar al que usted puede volver en cualquier
momento...
que es suyo y solo suyo...
su lugar de transformación...
Ahora.
Y cuando sube de la playa hacia el estacionamiento,
usted puede sentirse, dése cuenta de,
y note las miradas de aprobación y admiración...
vea en los otros la percepción que de usted tienen...
casi una envidia hacia usted,
un cariño hacia usted...
usted incluso puede oír comentarios corteses...
comentarios entre otros en referencia a usted,

y cuán aceptados son…
y ellos están deseoso de estar con usted,
o lucir como usted… ahora.
Sintiendo todo esto… compartiendo todo esto…
sabiendo todo esto…
caminando a través del estacionamiento…
llegando hacia adonde usted necesita ir,
ahora…

Guiones

*Los guiones que se encuentran a continuación son adaptaciones de los guiones originales creados por el Dr. Keith D. Clark contenidos en la versión original del libro en inglés. Las adaptaciones al español son originales de la Dra. Mª Leticia M. Oliver tal como se encuentran en la adaptación del programa de audio producido en discos compactos, basado en el trabajo original que el Dr. Clark produjo en audio cassettes.

Inducción Básica

10 Niveles de Relajación

Acondicionamiento

Mientras nos preparamos a comenzar, me gustaría sugerir que encuentres una posición, ya sea sentada o reclinada que te permita total comodidad, sin cruzar brazos ó piernas, con los pies planos en el suelo.

Libre de cualquier objeto ó prenda ceñida, en un lugar privado, tranquilo y sin interrupciones donde puedas. empezar a …….re-la-jar-te.

Iniciamos respirando lenta y profundamente por la nariz, y exhalando suave y lentamente por la boca, haciendo el sonido "Haaaaa" como en Hawai.

Y mientras inhalas sientes mucha más comodidad. Y cuando exhalas te re-la-jas mucho más.

Inhala paz y tranquilidad, Exhala re-la-ja-ción... ahora.

Recuerda..... ese momento de paz y tranquilidad... tal vez... aquel en el justo momento de casi quedar dormido a ésa pesadez tan agradable. Inhala esa paz y tranquilidad. Exhala re-la-ja-ción, disfruta ese momento en que nada importa, nada molesta, en que tu cuerpo esta totalmente cómodo así como en ese momento justo antes de dormir..... re-la-ja-do

Inhala paz y tranquilidad. Exhala re-la-ja-ción... ahora

Eso es y date el placer de disfrutar ahora del PRIMER nivel de re-la-ja-ción

Y mientras continuas respirando de este modo, Sintiendo como tu aliento mismo te inunda de calma.

Tal vez te parezca una buena idea cerrar tu ojos, dejarlos descansar... ahora. Eso es. quiero que empieces a imaginarte un lugar lleno de luz, tal vez un jardín privado lleno de árboles y fuentes, con la música de las aves y el canto del agua y el aroma y la frescura de la vegetación.

Un lugar muy seguro y protegido, lleno de paz y tranquilidad.

Envuelto en un halo de protección, al cuál solamente tú tienes acceso. Solo tú tienes la única llave, en este lugar donde al cruzar el umbral, puedes permitirte dejar fuera, todas las preocupaciones y trajines del día, ahora.

Y relajarte mas y más, al cerrar detrás de ti la entrada de acceso eso es... ahora, al enfocar tu atención en mi voz sabes que mi voz te acompañará donde quiera que tu mente se encuentre durante éstas sesiones.

Simplemente al escucharme mencionar la palabra relájate, instantáneamente y automáticamente, pasarás al décimo nivel de relajación, respirando pausadamente y causando con tu respiración más y más s re-la-ja-ción.

Al respirar te relajas...... al relajarte respiras más relajadamente al relajarte eso es... y mi voz ira contigo todo el tiempo durante el trance ahora.

Ahora quiero dirigirme específicamente a tu subconsciente a esa parte de ti que está a cargo de todos los cambios y del mantenimiento y de la salud de tu cuerpo.

Tu subconsciente sabe, sabe muy bien qué hacer y cómo hacer para manifestar cualquier cosa que tú deseas y pides.

Busca, nota, percibe, a ésa parte de ti que es tu subconsciente, que nunca te abandona, que siempre está laborando y dedicando toda su energía a ti, sin fallarte, sin renunciar, aún cuando por todo éste tiempo ni siquiera haz advertido que está ahí. Es hora de darle el reconocimiento que merece, y primeramente vamos, juntos a aplaudirle y agradecerle por el magnifico trabajo que ha hecho hasta hoy.

Y así como es su labor el mantener y estar a cargo del cuerpo asimismo es su labor el permitir ahora que los cambios que se desean se produzcan y sucedan ahora. Sanamente, sencillamente. Eso es... y mientras te encuentras tan a gusto, quiero que notes en tu imaginación una muy brillante luz blanca que aparece en este tranquilo lugar ahora. Y mientras la luz va llenando este espacio, te empieza a envolver suavemente, acariciando y llenando de tibieza y protección tu cuerpo.

Llenándote de paz y tranquilidad y re-la-ja-ción. Y en un momento la luz se convierte en un halo que suavemente empieza a entrar por la parte de la corona de tu cabeza, haciendo que tu cuerpo parezca un globo que se llenará de una tibia luz líquida.

Respira y permite que al entrar la luz, sientas la calma y relajación que te brinda al tocar cada músculo, cada célula, cada nervio, cada espacio de tu piel, inundando de paz tu cerebro, toda tu cabeza relajando tu frente, tus sienes, tus ojos, haciendo que tus párpados se sientan más pesados y más relajados ahora tómate éste momento para ti, para disfrutar del placer de entrar al SEGUNDO nivel de relajación ahora.

Siente la luz relajando tus mandíbulas, tus mejillas, tu labios... que se suavizan y tal vez se separen un poco relajándose mas y humedeciendo un poco más tu boca, un poco más y siente tus oídos, tu garganta, tu cuello más relajados notando como al pasar saliva entras cómodamente al TERCER nivel de relajación ahora.

Mientras la tibia luz continua fluyendo suave y agradablemente por tus hombros relajando cada músculo, liberando la tensión y recorriendo tu espalda desde el cuello hasta la base, sintiéndote tan a gusto y en paz, estas ahora en el CUARTO nivel de relajación.

Ahora la luz fluye hacia el frente por tu lado derecho inundando tu brazo, pasando por el codo hacia el antebrazo y acariciando el dedo pulgar, llenando la palma, la mano, el siguiente dedo y el otro, y el siguiente y el ultimo ahora.

Cuando la luz líquida llene cada uno de tus dedos, permite que la punta de tus dedos se abra para que la luz fluya hacia afuera de tu mano llevándose, limpiando consigo todas las impurezas, la tensión y todo lo que no necesita tu cuerpo... eso es... limpia, relaja y sana, mientras entras al QUINTO nivel de relajación ahora.

Y nota ahora como tu brazo izquierdo sigue el ejemplo de llenarse de luz... relajándose, desde el hombro hasta el codo, el antebrazo, el dedo pulgar...... la palma, y uno por uno los demás dedos, abriéndose también para permitir que todo lo que necesita desecharse, sea tensión, emociones y demás se limpien, se eliminen...... se laven y disfrutes ahora del SEXTO nivel de relajación.

Enseguida, dirige esa cálida luz líquida hacia tu pecho, siente cómo la luz recorre desde tu garganta relajando, tu estómago, pulmones, haciendo que ésa luz dé total salud y fuerza al corazón, al hígado, páncreas, bazo, vesícula. Inhala esa luz relajante y permite que recorra tus intestinos, riñones, vejiga, órganos reproductivos. Todo tu abdomen... agradable relajación al entrar al SÉPTIMO nivel eso es.

Atiende ahora tu pierna derecha. Inhala dirigiendo la luz hacia tu muslo relajando todos esos músculos y tendones... imagina que tu muslo se va llenando de esa luz líquida, relajante, que alivia... permite que pase por tu rodilla, suavizando la tensión, recorriendo la pantorrilla, relajando toda tu pierna hasta el tobillo. Inhala y permite igualmente que la punta de los dedos de tus pies se abran permitiendo a la luz liquida fluir relajando todo tu pie, cada uno de los huesos, tendones, músculos, sanando y limpiando totalmente tu pierna al momento que entras al OCTAVO nivel de relajación.

Atiende ahora tu pierna izquierda. Inhala dirigiendo la luz hacia tu muslo relajando todos esos músculos y tendones... imagina que tu muslo se va llenando de esa luz líquida, relajante que alivia... permite que pase por tu rodilla, suavizando la tensión, recorriendo la pantorrilla, relajando toda tu pierna hasta el tobillo. Inhala y permite igualmente que la punta de los dedos de tus pies se abran permitiendo a la luz liquida fluir relajando todo tu pie, cada uno de los huesos, tendones, músculos, sanando y limpiando totalmente tu pierna al momento que entras al NOVENO nivel de relajación.

Inhalando, regresa tu atención hasta tu cabeza... acomoda tu cuerpo si es necesario para lograr mayor comodidad. dirige cualquier vestigio de tensión o incomodidad fuera de tu cuerpo a trabes de tus manos o tus pies, lavando, limpiando todo con la luz liquida. Desecha ahora cualquier preocupación, libera tu mente, relaja tu mente... descansa ahora, inhala, al tiempo que cierras tus veinte dedos, exhala total relajación al momento que llegas profundamente al DÉCIMO nivel de relajación ahora.

Donde nada te interrumpe, ni los ruidos a tu alrededor, ni ideas ajenas al trance que pudieran cruzar por tu mente, nada se interpone a que permanezcas totalmente......... eso es relájate.

Así en adelante en las próximas sesiones de nuestro programa, al momento que oigas mencionar un número recordarás y activarás la parte ó partes de tu cuerpo relacionadas con ése número y automáticamente y cada vez más rápido y efectivamente, entrarás a ése particular nivel de relajación. Simplemente al escuchar mi voz ó tu propia voz mencionar cada número logras relajarte.

Muy bien, eso es......

(Sección Para la noche)

Ahora, si lo deseas, puedes continuar en éste estado tan agradable. Continuar hasta convertirlo en sueño, un sueño profundo, tranquilo, reparador.

Permítete sentir ésa sensación de pesadez en la que poco a poco te olvidas de tu cuerpo, de tus ideas y te absorbe el sopor del sueño.

Cayendo más y más profundamente en ése agradable sopor, poco a poco mi voz se va desvaneciendo al igual que la conciencia de tu cuerpo y tu mente, donde solo queda el profundo, agradable sueño, eso es, así duerme, en paz, tranquilamente, profundamente ......así.

Contaré del 5 al 1 y a cada número que escuches o que apenas percibas te dejarás caer más profundamente en el agradable sopor del sueño.

5   duerme, relájate más ahora.

4   eso es más profundo y relajándote aún más

3   respirando con tranquilidad y calma, apenas sintiendo tu cuerpo.

2   casi totalmente en un profundo sueño. Al siguiente número, tu mente y cuerpo estarán totalmente abandonados al sueño

1   duerme. Eso es..... en paz, profundamente, ahora..

(Sección Para el día)

Y ahora es momento de terminar ésta sesión de acondicionamiento y relajación contaré del 1 al 5. por cada número que mencione, poco a poco y sintiéndote muy tranquilo y a gusto regresarás a tu estado normal de actividad adecuada a la hora del día. Tu subconsciente se encargará de que todas las funciones de tu cuerpo regresen a su perfecto balance, ritmo y estado de actividad, eso es....

1   regresando tu conciencia al lugar y posición en que se encuentra tu cuerpo

2   respira profundo llenándote de energía

3   estira tus músculos activa tus funciones

4   integra todo tu ser, activa tu mente al próximo número que oigas abrirás automáticamente tus ojos y te encontrarás totalmente en estado de actividad, a gusto y en paz

5   despierta, bien abiertos los ojos, lleno tu cuerpo de energía,... muy bien.

el equivalente a La Ensenada Privada

Antes de escuchar ésta sesión es recomendable haber escuchado la sesión de acondicionamiento por lo menos 3 días seguidos.

Jardín Privado

Como toda sesión, vamos a iniciar en un espacio tranquilo, sereno y sin interrupciones. Colocándote cómodamente en una posición... de preferencia sentada derecha ó un poco reclinada... con las manos sobre las piernas ó a los lados y con los pies planos en el piso; sin cruzar ni piernas ni brazos, y vistiendo prendas holgadas y sin accesorios ni zapatos ceñidos.

Este es tu momento especial y como ya habrás practicado... es hora de....... relajarte..... eso es... respira lenta y profundamente disfrutando la calma que te brinda la respiración, expandiéndose desde tu vientre hasta tus hombros... inhalando paz y tranquilidad...... exhalando cualquier tensión ó preocupación..... eso es. en calma.

Permite ahora que tu mente y tu cuerpo se centren en ésta calma relajante y continúa respirando lenta y profundamente mientras te envuelves en un protector capullo de luz blanca que te acaricia y te hace sentir tan a salvo. eso es.... .

Entramos ahora a los diez niveles de profunda relajación... ésos que ya conoces y que tan fácilmente podrás conseguir.. ahora

Uno... respirando en calma y relajándote más profundamente

Dos... eso es. en calma,

Tres... relajando tus piernas, de los pies a los muslos

Cuatro... inhala relajando cadera y tu espalda... exhala paz

Cinco... relajando tus hombros... siente aliviarse el peso y la tensión,

Seis... relajando tus brazos y manos, soltándolos, así...

Siete... inhala calma a tu vientre, siente la tibieza de la paz al exhalar

Ocho... relajando tu pecho, tu corazón, pulmones, todo tu vientre, en paz.

Nueve... a unos instantes de una profunda relajación..... al siguiente número automáticamente te encontrarás en el décimo nivel de profunda y agradable relajación.....

Diez... ahora..... en paz. Total relajación en completa disposición de aceptar y disfrutar las sugestiones siguientes..... eso es... a salvo. en paz, en trance...

Ahora al estar en éste agradable estado de relajación,

Simplemente imagínate en medio de un hermoso bosque callado, tranquilo en donde empieza a atardecer y se siente esa calma que antecede a la noche.

Frente a ti se encuentra un gran portal.... Muy alto enmarcando una barda sólida que resguarda un lugar muy especial. En el centro del portal se ve el molde una huella.

Si te fijas bien, es exactamente la huella de tu mano y al oprimir ligeramente tu mano en esa huella, el portal se abre permitiéndote acceso a éste jardín. camina hacia el centro de éste jardín disfrutando del suave césped, el delicioso aroma de tantas flores y la majestuosidad de los árboles. Disfruta de los agradables sonidos que brinda la noche virgen, el murmullo de las aves buscando abrigo, los grillos que despiertan a honrar la noche y a servir de arrullo a las demás criaturas del bosque Ahí.... En el centro se encuentra una pila de agua.... Tibia, cristalina, burbujeante. Es un spa natural, dedicado especialmente a ti. Inundado con la luz de la luna llena, que hace resplandecer el agua y tu cuerpo con esa luz tan especial.

Despójate, si no lo has hecho, de todas tus prendas y entra lentamente al agua, escalón por escalón sintiendo en tus pies la burbujeante, suave caricia del agua energizando tu piel, activando tus sensaciones y la respuesta de tu cuerpo al sentir la envolvente caricia del agua. Permítete sentir la energía subiendo desde tus pies hasta tu cabeza.... Eso es.

Desciende a lentos pasos otro escalón lo que hará que el agua llegue a acariciar tus rodillas y siente cómo el agua acaricia y roza suavemente tus piernas, tus rodillas, tus corvas activando sensaciones tan agradables.....

Dando otros pasos, permites que el agua recorra tus muslos, hacia arriba, tibiamente acariciando y suavemente activando con la energía de las burbujas cada músculo, cada parte de tus piernas.... Subiendo hacia tu cadera y tu vientre lentamente.....

Disfrutando la sensación del agua envolviendo, acariciando lentamente tu cuerpo...... cada centímetro de tu piel. Eso es.

Pasando por tu cintura al mismo tiempo que también tu manos y tus brazos se envuelven en ésta caricia tibia, suave..... Mueves tus brazos que estando tan relajados simplemente flotan y se mecen al vaivén de las burbujas.

Unos pasos más y disfrutas el roce del agua en tu pecho.... Una caricia tibia que te trae sensaciones tan agradables. El relajante y suavizante golpeteo de las burbujas en tu espalda, en tu columna de principio a fin.

Llegando ahora a tus hombros... relajando tu cuello..... Eso es.... Todo tu cuerpo Totalmente envuelto en ésta caricia suave y tan.... Si, eso es. Deliciosa.

Deja que tu cabeza reclinada hacia atrás, flote tranquilamente al igual que todo tu cuerpo... eso es. Acunado delicadamente y totalmente sostenido sobre el agua a salvo y sin esfuerzo, respirando calmadamente.

Tus brazos al igual que tus piernas, flotan como pétalos en el agua y puedes fácilmente recorrer cada espacio de tu cuerpo.

Toca tu cara, recorre su contorno y nota cómo la energía de tus manos multiplica el efecto del agua, suavizando líneas, aclarando la piel, limpiando el acné si lo hay y dejando tu piel tersa y relajada.

Recorre tu cuello... suaviza la piel, disuelve exceso, si lo hay de grasa.... Eso es..... Tus brazos a la par, esos bíceps que necesitan reafirmarse, eliminar el exceso de grasa y tornearse, recorre suavemente tus brazos, siente las burbujas en continuo limpiar, y reafirmar siente tus manos, tus dedos, experimenta la energía que brota de ti.

Recorre tu espalda, suavemente desecha el exceso de grasa, de tensión, alinea tu columna... disfruta la suave sensación de tus manos y el agua.

Desliza tus manos hasta tus pies llénalos de energía y relajación y corre suavemente tus manos por tus piernas torneándolas hasta llegar a tus rodillas; deja que por unos instantes tus rodillas disfruten de la caricia de tus manos, la suave caricia del agua..... eso es... suave sensual, deliciosamente agradable

Desliza tus dedos hacia la parte trasera de tus muslos delicada y suavemente, tornéalos, moldéalos, acarícialos, disfruta la sensación de tener muslos fuertes, torneados, cálidos.... Desliza tus dedos hacia la parte interna siente las burbujas recorrer llenando de esa vibrante energía al tiempo que se reafirma tu piel y músculos y esa agradable sensación se expande por todo tu ser.

Deja tus manos recorrer tu vientre, tus caderas... eliminando todo el exceso de toxinas y grasa, reafirmando, tonificando.....

Siente como tus manos recorren, acarician y el agua envuelve tibiamente la respuesta de tu cuerpo a tu suave roce.... eso es Reduce el diámetro de tu cintura, ... así......

Desliza tus manos por tu pecho delicadamente, moldea con tus manos tu pecho, quita o aumenta con ayuda del agua, hasta que tu torso esté como tú lo deseas, así como la imagen que hay en tu mente de tu figura.

Acaricia tu pecho siente su nueva forma, firme, suave, tibia. Disfruta esta sensación. Recorre todo tu cuerpo... deléitate en esta sensualidad.

Todo tu cuerpo ahora está activado gracias a la energía del agua, las burbujas y tu propio deseo de transformar.

Parecería como si las burbujas pudieran traspasar tu piel activando el proceso de purificación y eliminación de grasa, celulitis, toxinas, rejuveneciendo cada tejido, órgano, hueso, ...célula por célula...limpiando, purificando, energizando, moldeando, tonificando a tu imagen ideal, cada parte de tu cuerpo, mientras que en el agua se disuelve todo lo que no es sano, lo que no hace falta.

Siente tu sangre sana, pura y llena de energía recorriendo todo tu cuerpo.

Deléitate en el sensual placer de acariciar tu cuerpo al tiempo que le infundes aprecio, amor y dulzura. Eso es.

Ahora.... Las burbujas se han acabado..... Es hora de salir del agua. Ponte lentamente de pie. Paso a paso sal del la pila y toma la toalla que está ahí para ti. Seca suavemente tu cuerpo...dándole, mientras lo haces, tiempo a integrar los cambios, la transformación.

A poner todas las funciones en perfecto balance, al igual que el ritmo y actividad normal y perfecta de todos los órganos y glándulas.

Nota cómo se siente... tan diferente, flexible, sano, lleno de energía, con una forma tan distinta...... y al ponerte tus prendas, notas como ahora te sientan mucho más holgadas, qué sensación tan agradable.

Agradece a la luna, al agua y a los seres de Luz del bosque por su apoyo.

(Sección Para la noche)

Si deseas continuar con tu hora de sueño..... Puedes quedarte en el jardín.

Ahí cerca de la pila, hay un espacio especial donde podrás recostarte en un cómodo y tibio sofá-cama especialmente acondicionado para ti.

Mañana cuando despiertes será para ti un día muy especial.

Te sentirás tan alegre, con tanta energía, y salud. Ahora,

Permite que tu mente y tu cuerpo se relajen totalmente.......

Que cada órgano y músculo relajándose, te brinden ésa paz que trae el sueño.....

Déjate llevar por el agradable sopor de un profundo sueño revitalizante, relajante y curativo.... Eso es... descansa, duerme....

En paz, a salvo... cada respiración te hace caer más y más profundamente en un profundo y agradable sueño... eso es..... Duerme.

(Sección Para el día)

Dirígete ahora a la salida del jardín, en el momento que cruces a través del portal, automáticamente regresarás al espacio en tu tiempo...sintiéndote a gusto, en paz y con plena energía, 1 2 3 4 5 aquí y ahora.... Ya.

©Mª Leticia Montiel-Oliver

Referencias

Brown, B.B. "New Mind, New Body", New York: Harper and Rowe, 1974.

Brown, W.E. "Stimulation of Breast Growth by Hypnosis", Journal of Sex Research, 1974, 10:316-326.

Bullard, Barbara; Carroll, Kat, "Communicating From The Inside Out",
Kendall/Hunt Publishing Company, 1993.

Capra, Fritjof, "The Tao of Physics", 3rd edition, updated, Shambala Publications, Inc, Boston, Massachusetts, 1991.
, "The Turning Point", Sience, Society and the Rising Culture, Bantam Books, New York 1982.

Chopra, Deepak, "Ageless Body, Timeless Mind", Harmony Books, New York, 1993. , Quantam Healing, Exploring the Frontiers of Mind/Body Medicine, Bantam Books, New York, 1989.

Davies, Paul, "God and the New Physics", Simon and Schuster, New York, 1983.

Dyer, Wayne, W., "Your Erroneous Zones", HarperCollins, New York, 1976.

Ferris, Timothy, "The World Treasury of Physics, Astronomy and Mathematics", Little, Brown & CO., 1991.

James, E. Tad; Woodsmall, Wyatt, "Time Line Therapy and the Basis of Personality", Meta Publications, Cupertino, CA, 1988.

Maltz, Max well, "Psycho-Cybernetics", Prentice-Hall, Inc.,1960.

Mutke, P. H. C., Research paper on the subject of Mental Techniques for Breast Development, Presented to the department of Neuropsychiatry, University of California, Los Angeles, 2/28/71.

Peat, F. David, "The Philosopher's Stone", Bantam, New York, 1991.

Pelletier, Kenneth R.; Herzing, Denise L., "Psychoneuroimmunology: Toward a Mind-Body Model", taken from: Eastern & Western Approaches to Healing & Ancient Wisdom & Modern Knowledge, Sheikh & Sheikh, Eds., John Wiley & Sons, 1989.

Rossi, Ernest L., "The Psychobiology of Mind-Body Healing", W. W. Norton & Co., Inc; New York, 1988.

Staib, A.R. & Logan, D.R. "Hypnotic Stimulation of Breast Growth" American Journal of Clinical Hypnotherapy, 19:201 1977.

Talbot, Michael, "The Holographic Universe", HarperCollins, New York, 1991.

Wilben, Ken, "The Revolution of Consciousness", taken from; "Beyond Health & Normality", R. Walsh & D. Shapiro, Eds., New York: Van Nostrand, 1983.

Willard, R. D., "Breast Enlargement Trough Visual Imagery and Hypnosis", American Journal of Clinical Hypnosis, 19:195,1977.

Williams, J.E., "Stimulation of Breast Growth by Hypnosis", Journal of Sex Research,10:316, 1974.

Wilson, D.L., "Natural Bust Enlargement With Total Mind Power", Mind Power Institute; Larkspur, California, 1979.

PRODUCTOS PARA ORDENAR/ AVAILABLE ITEMS TO ORDER

Producto (Product)
Libro (Book) "Moldea Tu Cuerpo" ISBN: 1-4140-4306-6 (Libro electronico) ISBN: 1-4140-4304-X (pasta suave) ISBN: 1-4140-4305-8 (pasta dura)
Álbum 4CDs "Moldea Tu Cuerpo" ISBN 1-931116-05-9
Álbum 2CD "Sendero A La Salud" ISBN 1-931116-04-0
Paquete Libro y Álbum CD (Book & CD Set)
Paquete Libro y Dos Álbumes CD (Book & 2 CD Albums Set)
Mas Costos De Manejo Y Envío. Descuento Por Cada Artículo Adicional En La Misma Orden

Envíe su orden a:

© Sir John Productions
P.O. Box 3328 Tustin, California 92781-3328-USA
e-mail: sirjohn@hipnotizame.com
www.hipnotizame.com